# Le Spa de l'apprentissage ®



*Pétillant Manuel Scolaire de Cosmétique Naturelle*

*Fruits & Végétaux*

*Bac Pro  &  BTS Esthétique*

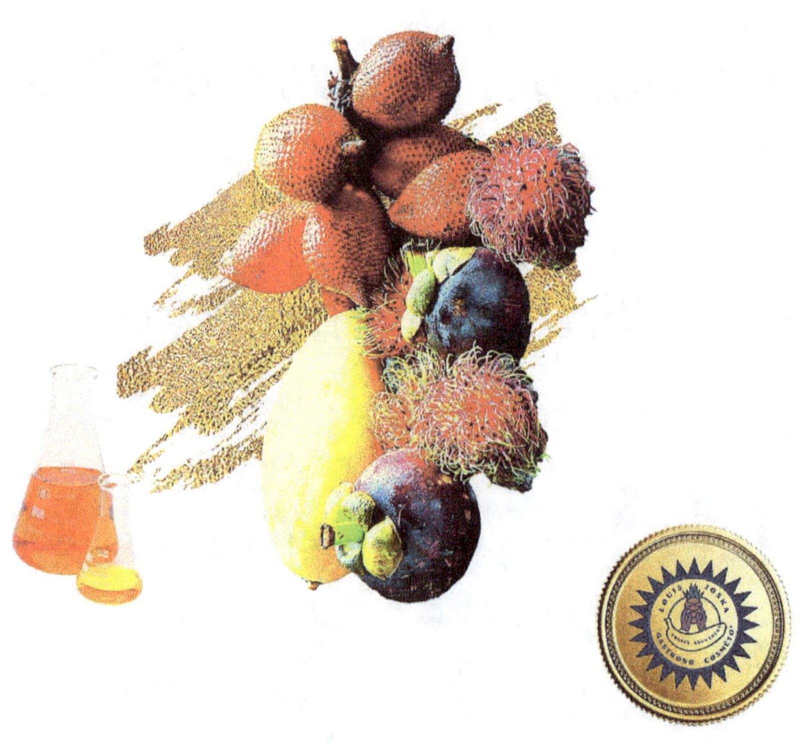

# SOMMAIRE

# Recommandations pour les enseignants

Enseigner la cosmétique naturelle à base de fruits et de végétaux est une opportunité unique de transmettre des connaissances scientifiques tout en éveillant la créativité et l'intérêt pour des pratiques écologiques et durables.

Voici quelques conseils professionnels pour guider votre enseignement et enrichir l'expérience de vos élèves :

## 1. Encourager la création et l'expérimentation

***Stimulez la créativité*** : Encouragez vos élèves à créer leurs propres formulations bio tout au long de l'année. Commencez par des produits simples comme une lotion tonique, puis évoluez vers des formulations plus complexes.

***Intégrer des projets pratiques*** : Même si certaines activités ne sont pas au programme, il est crucial d'éveiller la curiosité des jeunes esprits. Ajoutez des cours bonus sur les nouveautés du marché de la cosmétique verte et les peelings biologiques verts.

***Activités ludiques :*** Organisez des sessions où les élèves peuvent manipuler, sentir et goûter des fruits et des légumes. Terminez ou commencez les cours par une dégustation de fruits apportés par les élèves. Cela renforce le concept de partage et de découverte sensorielle.

## 2. Favoriser la discussion et l'échange

***Temps de partage :*** Débutez chaque cours par une discussion de : ***10 minutes*** où les élèves partagent les nouveautés qu'ils ont découvertes dans le domaine de la cosmétique bio, ainsi que leurs retours sur les nouveaux produits et soins bio qu'ils ont essayés.

***Expérience personnelle*** : Encouragez les élèves à tester des produits et à partager leurs ressentis. Demandez-leur de trouver deux fruits et deux légumes qui réagissent bien sur leur peau et qui donnent des résultats immédiats.

## 3. *Valoriser les produits locaux et internationaux*

***Promotion des produits locaux*** : Incitez les élèves à acheter et promouvoir des cosmétiques bio français auprès de leurs futurs clients et familles, tout en connaissant parfaitement les produits étrangers.

***Études comparatives*** : Organisez des sessions où les élèves peuvent comparer des produits locaux avec des produits internationaux pour développer leur esprit critique et leur expertise.

## 4. *Préparer au monde professionnel*

***Projets de soins personnalisés*** : Informez les élèves que dans l'industrie des spas de luxe et des balnéothérapies 5 étoiles, les stagiaires et nouveaux employés doivent souvent présenter un protocole de soin qu'ils affectionnent ou qu'ils ont créé. Aidez-les à développer et améliorer ces protocoles tout au long de l'année.

***Simulations d'entretiens*** : Organisez des simulations d'entretiens où les élèves présentent leurs protocoles de soin. Cela les aidera à se préparer pour les phases de recrutement.

## 5. *Encourager les Initiatives personnelles*

***Interviews et séminaires & salon international*** : Encouragez les élèves à demander des interviews avec des personnalités du cosmétique qui les inspirent et à participer à des séminaires, salons bio, etc.

***Lecture et veille*** : Incitez les élèves à s'abonner à des revues spécialisées, à lire des blogs sur le cosmétique bio et à suivre les dernières tendances du marché.

***Projets de recherche*** : Proposez des projets de recherche où les élèves explorent les propriétés de nouveaux ingrédients naturels ou développent des produits innovants.

## 6. *Sensibiliser aux richesses de la nature*

***Conscience écologique :*** Faites prendre conscience aux élèves des trésors que la nature offre. Montrez l'importance de la biodiversité et de la conservation des ressources naturelles.

*Immersion pratique* : Organisez des sorties pédagogiques dans des jardins botaniques, des fermes bio ou des ateliers de cosmétique artisanale pour une immersion directe dans le monde des plantes et des ingrédients naturels.

## 7. Promouvoir l'éthique et la qualité

*Éthique de travail :* Sensibilisez les élèves à l'importance de l'éthique dans leur futur métier. Insistez sur le respect de la nature, des producteurs et des consommateurs.

*Qualité des produits* : Enseignez l'importance de la qualité des ingrédients et des processus de fabrication pour garantir l'efficacité et la sécurité des produits cosmétiques.

Il est bon d'encourager les élèves à participer ou à s'intéresser aux concours du Meilleur Ouvrier de France.

Non pas dans un esprit de compétition, mais pour qu'ils puissent côtoyer et échanger avec des passionnés et les futurs talents de demain.

En tant que garants de l'excellence du cosmétique française à travers le monde, nous devons les former dans cet esprit. Ils sont notre relève, ceux qui feront rayonner notre savoir-faire.

Le savoir que nous leur transmettons est un précieux héritage que nous avons nous-mêmes reçu de nos enseignants.

En suivant ces recommandations, vous pourrez offrir une formation complète et enrichissante, préparant vos élèves à devenir des professionnels compétents et passionnés dans le domaine de la cosmétique naturelle et bio.

*Un enseignant affecte l'éternité ; il ne peut jamais dire où son influence s'arrête.*

Namasté.

**L' Épidérmologue - Louis Joska**

Chers étudiants,

J'ai fait tout mon possible pour vous sélectionner, avec grand soin, des ingrédients exceptionnels qui donnent des résultats spectaculaires tout en restant faciles à trouver dans le commerce.

De plus, j'ai veillé à ce que ces produits soient les moins onéreux possible pour votre portefeuille.

N'hésitez pas à faire fonctionner la solidarité et à partager avec vos amis étudiants, surtout si vous achetez ces produits en gros.

La coopération et l'entraide sont des valeurs essentielles dans notre parcours.

Tous ces ingrédients sont les fruits du travail des hommes et de la terre.

Honorez-les lorsque vous les achetez et lorsque vous les transformez, du lavage du fruit à la mise en flacon.

Chaque étape de ce processus mérite respect et attention.

Prenez soin d'apprécier les textures, les odeurs et les propriétés uniques de chaque ingrédient.

Cela enrichira votre expérience et vous permettra de créer des formulations de haute qualité, tout en respectant la nature et ceux qui contribuent à vous fournir ces trésors.

Bon courage et amusez-vous bien dans vos créations !

Namasté.

**L'épidermologue - Louis Joska**

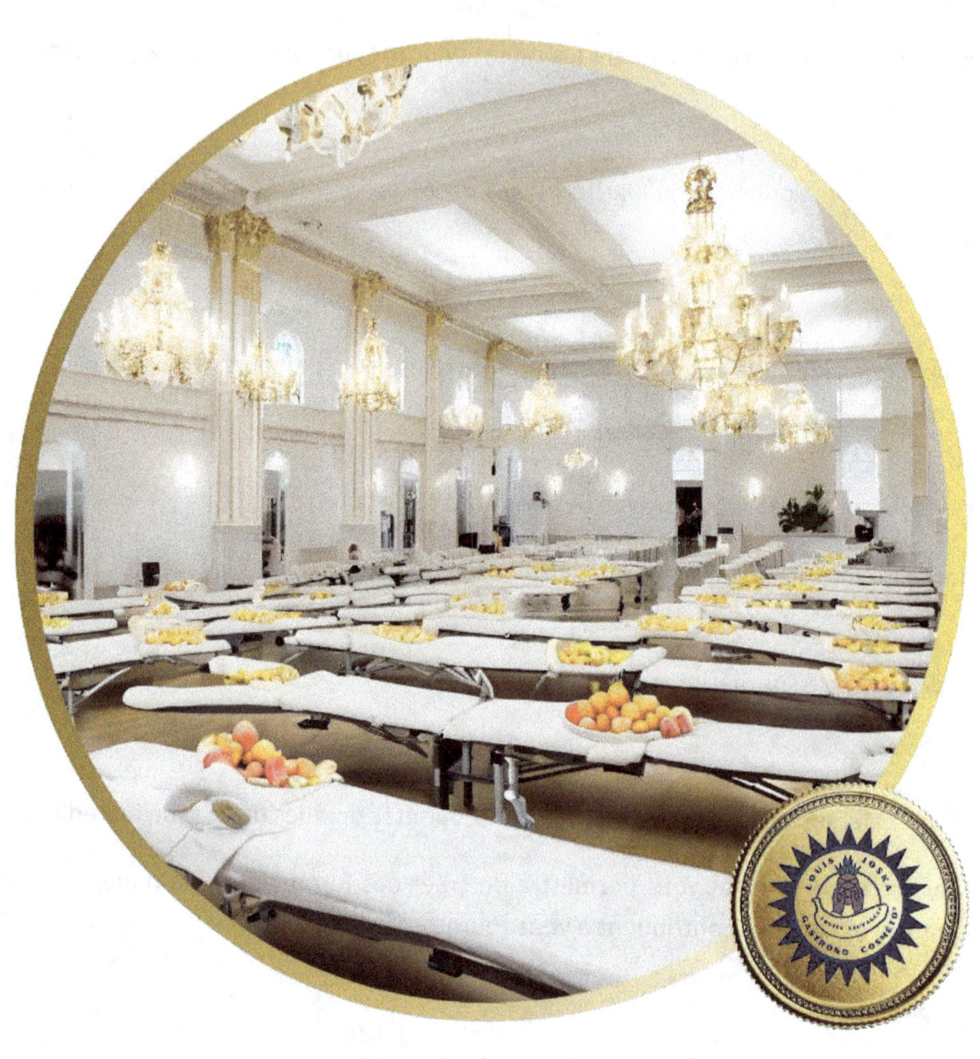

*Bienvenue à l'académie Louis Joska ®*

*Welcome to the Louis Joska Academy ®*

欢迎来到乔斯卡学院 ®

ジョスカ・アカデミーへようこそ ®

*Bienvenidos a la Academia Joska ®*

Добро пожаловать в Академию Джоска ®

जोस्का अकादमी में आपका स्वागत है ®

® مرحبًا بكم في أكاديمية جوسكا

# *- La liste des ingrédients et fournitures -*

**Chapitre 1** : Introduction à la botanique et à la phytothérapie

-  **Plantes séchées (50g chacune)**

    - Lavande

    - Camomille

    - Menthe poivrée

    - Calendula

**Chapitre 2 :** Les ingrédients naturels en cosmétique

- **Huiles végétales (100ml chacune)**

    - Huile d'amande douce

    - Huile de jojoba

    - Huile de coco

    - Huile d'argan

- **Extraits de plantes (30ml chacun)**

    - Extrait d'aloe vera

    - Extrait de thé vert

**Chapitre 3 :** Aucune fourniture nécessaire.

**Chapitre 4** : Soins du visage naturels

- **Fruits frais (quantité pour 1 élève)**

- 1 avocat

- 2 concombres

- 1 agrume

- 1 pomme

**- Huiles essentielles (10ml chacune)**

- Lavande

- Arbre à thé

**- Ingrédients de base (100g chacun)**

- Argile verte

- Miel

- Yaourt nature

- Avoine

## Chapitre 5 : Soins du corps naturels

**- Huiles essentielles (10ml chacune)**

- Eucalyptus

- Menthe poivrée

**- Ingrédients de base (quantité pour 1 élève)**

- 100g de sel de mer

- 100g de sucre brun

- 50g de marc de café

- 50g de bicarbonate de soude

## Chapitre 6 : Les fruits rares et précieux de la cosmétique

**- Fruits exotiques (quantité pour 1 élève)**

- 1 mangue

- 1 fruit de la passion

**Chapitre 7** : Maquillage naturel au quotidien

**- Ingrédients de base (quantité pour 1 élève)**

- 10g de poudre de cacao

- 10g de poudre de betterave

- 10g d'arrow-root

# *Matériel –*

**- Produits désinfectants :**

- Alcool isopropylique (100ml)

- Savon antibactérien (50ml)

**- Récipients :**

- Fiole en verre (50ml)

- Pot en verre (50g)

- Flacon sérum (30ml)

**- Mini kit à masque :**

- Spatule

- Pinceau

- Bol

- Eau déionisée (500ml)

**- Équipement de protection :**

- Gants (1 paire)

- Masque visage (1)

- Lunettes de protection de chimiste (1 paire)

- Blouse blanche (1)

- Tablier en plastique transparent de protection (1)

**- Cahiers :**

- Cahier de formulation "Créez votre signature" (1)

- Cahier de beauté journalier (1)

**- Fournitures :**

- Stylo (1)

- Crayon (1)

- Gomme (1)

Cette liste permet à chaque élève de disposer individuellement des ingrédients et du matériel nécessaire pour réaliser les recettes de cosmétique proposées dans le manuel scolaire. Ils auront ainsi tout ce qu'il faut pour leurs travaux pratiques tout en respectant les normes de sécurité et d'hygiène.

# - *Note pour les étudiants* -

## Chers étudiants,

Je me réjouis de vous souhaiter à tous la bienvenue dans l'univers de la cosmétique bio et végétale.

Ce manuel a été conçu pour qu'il soit le plus pétillant de simplicité pour votre plus grand plaisir.

### Instructions

Pour bien assimiler les cours et tirer le meilleur parti de ce manuel, voici quelques conseils importants :

### 1. Désinfection et Hygiène :

- La désinfection des ustensiles et des ingrédients est capitale dans notre travail méticuleux. Assurez-vous de bien nettoyer et désinfecter tout ce que vous utilisez pour garantir des produits de haute qualité.

- Protégez votre espace de travail pour vous protéger vous-même et les autres étudiants. Adopter ces habitudes dès l'école est essentiel pour votre future carrière.

### 2. Équipement de Protection :

Il vous est demandé d'acheter une blouse blanche de travail, des lunettes de protection, et un tablier transparent plastifié. Les fruits peuvent tacher à vie les vêtements et certaines éclaboussures ont un pH acide très puissant. Voilà la raison de ces précautions.

### 3. Conditions de Travail :

Assurez-vous que vous faites vos formulations dans un espace calme, désinfecté, bien éclairé et bien ventilé. Ces conditions sont indispensables pour garantir la qualité de vos produits et votre sécurité.

## 4. Conservation des Produits :

- Les formulations de cet ouvrage ont été créées pour être conservées au réfrigérateur pendant : **6 semaines**. Passé ce délai, votre produit doit impérativement être jeté.

- Les produits contenant des huiles essentielles auront une durée de vie plus longue,

soit : **2 mois**.

*En suivant ces instructions, vous aurez toutes les clés de la réussite dans votre carrière professionnelle !*

## Santé et Sécurité

N'oubliez jamais de consulter des professionnels de santé lorsque vous observez des problématiques de peau sur vous-même ou sur vos clients.

Vous représentez toute une profession dédiée à la beauté et au bien-être, et il est crucial de respecter les limites de vos compétences.

Vous n'êtes pas encore médecins ni dermatologues, alors ne jouez pas à l'apprenti sorcier avec votre peau et celle de vos clients.

Une approche professionnelle et responsable est essentielle pour garantir la santé et la sécurité de tous.

## Encouragements

Vous êtes la relève de demain.

C'est vous qui allez faire rayonner partout dans le monde l'excellent savoir-faire du cosmétique français.

## <u>Mon conseil le plus précieux, est que vous soyez :</u>

- *pétillants d'envie d'apprendre,*

*• pétillants d'envie de donner le meilleur de vous à vos clients,*

*• et pétillants d'envie de diffuser votre talent au monde.*

Transcendez cet art et innovez pour laisser votre trace, dans cette industrie où l'on donne de l'amour, de notre temps et de notre énergie pour embellir vos proches, et tous les êtres de cette planète.

### Disponibilité

Je suis à la disposition des étudiants et des enseignants qui souhaitent entrer en contact avec moi pour des conseils spécifiques.

[contact@louisjoska.fr](mailto:contact@louisjoska.fr) ***ET louisjoska@gmail.com***

N'hésitez pas à me contacter pour toute question ou conseil dont vous pourriez avoir besoin.

Bon travail et profitez pleinement de cette expérience enrichissante !

*" L'éducation est l'arme la plus puissante que vous pouvez utiliser pour changer le monde. "*

*Namasté.*

**L'épidermologue - Louis Joska**

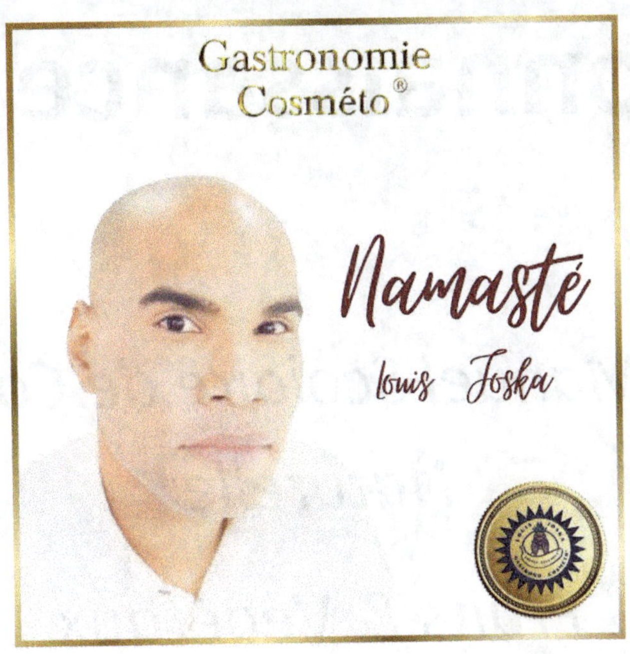
Gastronomie
Cosméto®
Namasté
Louis Joska

# Le Spa de la connaissance ®

*Pétillant Manuel Scolaire de Cosmétique Naturelle*

*Fruits & Végétaux*

*Bac Pro  &  BTS Esthétique*

# Introductions

*Bonjour à tous les élèves passionnés par le monde de la beauté et de la nature !*

Dans ce manuel, nous allons explorer ensemble le merveilleux univers de la cosmétique naturelle, rempli de fruits juteux et de plantes bienfaisantes.

Mais avant de plonger dans les recettes de masques et les secrets de maquillage, commençons par comprendre pourquoi les produits naturels sont si importants en esthétique.

Nous découvrirons également les bases de la botanique, les différents ingrédients que nous utiliserons et comment les choisir avec soin pour chouchouter notre peau et nos cheveux.

Préparez-vous à vous plonger dans un monde où la beauté rencontre la nature, où chaque page de ce manuel est une invitation à explorer, apprendre et créer. Alors, en route pour une aventure étincelante dans le Spa de la Connaissance ® !

*** Note aux enseignants** : Vous trouverez des activités pratiques et des questions à discuter tout au long du manuel pour enrichir l'expérience d'apprentissage de vos élèves.*

# Gastronomie Cosméto ®

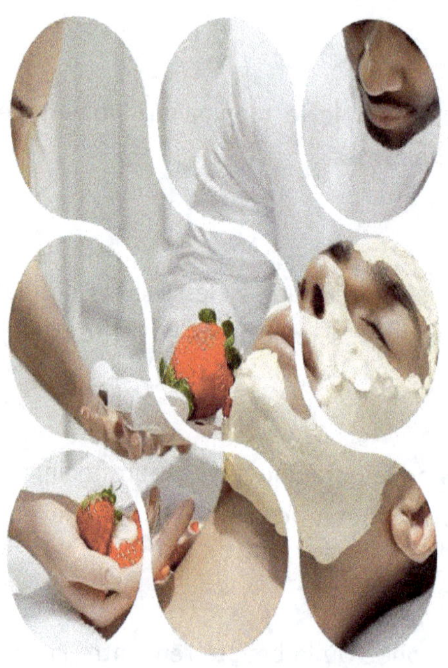

# Chapitre 1 : Introduction à la botanique et à la phytothérapie

*Principes de base de la botanique et classification des plantes.*

Bienvenue dans ce passionnant chapitre sur la botanique, l'étude des plantes ! Dans ce cours, nous allons explorer les principes de base de la botanique et apprendre à classer les plantes selon leurs caractéristiques.

## Qu'est-ce que la botanique ?

La botanique est la science qui étudie les plantes. Mais qu'est-ce qu'une plante exactement ? Une plante est un être vivant capable de produire sa propre nourriture grâce à la photosynthèse. Elle est composée de différentes parties : les racines, la tige, les feuilles, les fleurs et les fruits.

## Pourquoi classer les plantes ?

Classer les plantes nous permet de mieux les comprendre et de les organiser de manière logique. Nous pouvons les regrouper en fonction de leurs caractéristiques communes, ce qui facilite leur étude et leur utilisation.

## Les différents groupes de plantes

Les plantes sont classées en plusieurs groupes principaux, basés sur leurs caractéristiques. Voici quelques-uns de ces groupes :

**1. Les plantes à fleurs (Angiospermes)** : Ce sont les plantes les plus nombreuses et les plus diversifiées. Elles produisent des fleurs et des fruits.

**2. Les plantes sans fleurs (Gymnospermes) :** Contrairement aux angiospermes, ces plantes ne produisent pas de fleurs. Leurs graines sont nues, c'est-à-dire qu'elles ne sont pas enfermées dans un fruit.

**3. Les plantes vasculaires et non vasculaires :** Les plantes vasculaires possèdent des vaisseaux conducteurs qui transportent l'eau et les éléments nutritifs. Les plantes non vasculaires, comme les mousses et les algues, n'ont pas de vaisseaux et dépendent de l'eau pour se reproduire.

## Pourquoi la botanique est-elle importante en cosmétique ?

La botanique est essentielle en cosmétique car de nombreuses plantes ont des propriétés bénéfiques pour la peau et les cheveux. En comprenant mieux les plantes et leurs caractéristiques, nous pouvons choisir les meilleurs ingrédients pour nos produits de beauté naturels.

### Résumé

La botanique est l'étude passionnante des plantes. En comprenant les principes de base de la botanique et en apprenant à classer les plantes, nous pouvons mieux apprécier la diversité de la nature et utiliser ses trésors pour prendre soin de notre beauté naturelle.

Dans la prochaine leçon, nous explorerons les bienfaits des plantes en cosmétique et en soins esthétiques. Préparez-vous à découvrir les secrets de la nature pour une beauté éclatante !

Les bienfaits des plantes en cosmétique et en soins esthétiquesMaintenant que nous avons exploré les bases de la botanique et de la classification des plantes, plongeons-nous dans l'univers captivant des bienfaits des plantes pour la beauté de la peau et des cheveux.

Les propriétés bénéfiques des plantesLes plantes sont riches en composés naturels tels que les vitamines, les antioxydants et les acides gras essentiels, qui sont bénéfiques pour la santé de la peau et des cheveux. Certaines plantes ont des propriétés hydratantes, apaisantes, régénérantes ou purifiantes, ce qui en fait des ingrédients précieux pour les produits de beauté.Exemples de plantes utilisées en cosmétique.

**- *Aloe Vera* :** Connu pour ses propriétés hydratantes et apaisantes, l'Aloe Vera est souvent utilisé dans les produits pour apaiser les irritations cutanées et hydrater la peau.

**- *Camomille*** : La camomille est réputée pour ses propriétés anti-inflammatoires et apaisantes. Elle est souvent utilisée dans les produits pour calmer les peaux sensibles et irritées.

**- *Thé vert*** : Le thé vert est riche en antioxydants, ce qui en fait un ingrédient idéal pour lutter contre les signes de vieillissement cutané et protéger la peau des agressions extérieures.

L'importance de choisir des produits à base de plantes Les produits de beauté à base de plantes offrent une alternative naturelle aux produits conventionnels, souvent chargés de produits chimiques. En utilisant des ingrédients d'origine végétale, nous pouvons prendre soin de notre peau et de nos cheveux tout en respectant la nature et notre santé.

*Résumé*:

En conclusion, les plantes offrent une multitude de bienfaits pour la beauté de la peau et des cheveux. En comprenant les propriétés bénéfiques des plantes et en choisissant des produits à base de plantes, nous pouvons prendre soin de notre beauté de manière naturelle et respectueuse de l'environnement.

## - *Activité 1 : Reconnaissance des plantes*

*Matériel nécessaire* :

Échantillons de différentes plantes (feuilles, fleurs, fruits si disponibles)Fiches d'identification des plantes (optionnel)Carnet de notes et styloInstructions :Disposez les échantillons de plantes devant vous de manière organisée.

Observez attentivement chaque plante en examinant ses feuilles, ses fleurs (si présentes) et toute caractéristique distinctive.

***Utilisez vos sens*** : sentez le parfum des plantes, touchez leurs feuilles pour en sentir la texture.Comparez les échantillons entre eux et essayez de repérer les similitudes et les différences.Utilisez des fiches d'identification des plantes si disponibles pour vous aider dans le processus.

***Objectif*** : L'objectif de cette activité est d'apprendre à reconnaître visuellement différentes plantes et de développer vos compétences en observation. En identifiant correctement les plantes, vous renforcez votre compréhension de la diversité botanique et de l'apparence des plantes couramment utilisées en cosmétique.

## -Activité 2 : Propriétés des plantes

### Matériel nécessaire :

Liste des plantes à étudier Accès à des ressources telles que des livres, des sites web ou des applications sur les plantes

### Instructions :

Choisissez une plante à étudier parmi la liste fournie ou selon vos propres intérêts. Recherchez des informations sur les propriétés et les bienfaits de cette plante pour la peau et les cheveux.

Notez les principaux composés actifs présents dans la plante et leur effet sur la peau et les cheveux.

Identifiez les produits cosmétiques qui utilisent cette plante dans leur formulation et les avantages qu'ils revendiquent.

### Objectif :

L'objectif de cette activité est de comprendre les propriétés spécifiques des plantes utilisées en cosmétique.

En étudiant les bienfaits de chaque plante, vous serez en mesure de choisir les meilleurs ingrédients pour vos besoins de soins de la peau et des cheveux.

## -Activité 3 : Création d'un jardin de beauté

### Matériel nécessaire :

Papier et crayons de couleur

Liste des plantes bénéfiques pour la peau et les cheveux Instructions : Imaginez que vous créez votre propre jardin de beauté rempli de plantes bénéfiques pour la peau et les cheveux. Sélectionnez une variété de plantes parmi la liste fournie ou selon vos préférences personnelles.

Dessinez un plan pour votre jardin en plaçant chaque plante à un endroit stratégique en fonction de ses besoins en lumière et en eau.

Ajoutez des détails comme des chemins, des bancs ou des étiquettes pour chaque plante.

### Objectif :

L'objectif de cette activité est de stimuler votre créativité tout en mettant en pratique vos connaissances sur les plantes utilisées en cosmétique. En planifiant votre jardin de beauté, vous comprendrez mieux comment intégrer ces plantes dans votre routine de soins personnelle

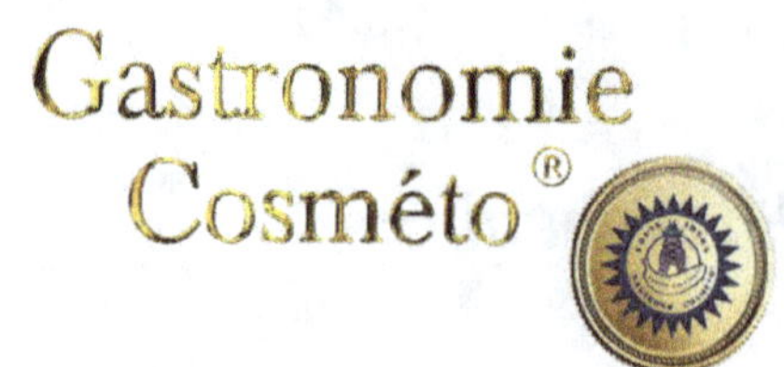

Gastronomie
Cosméto ®


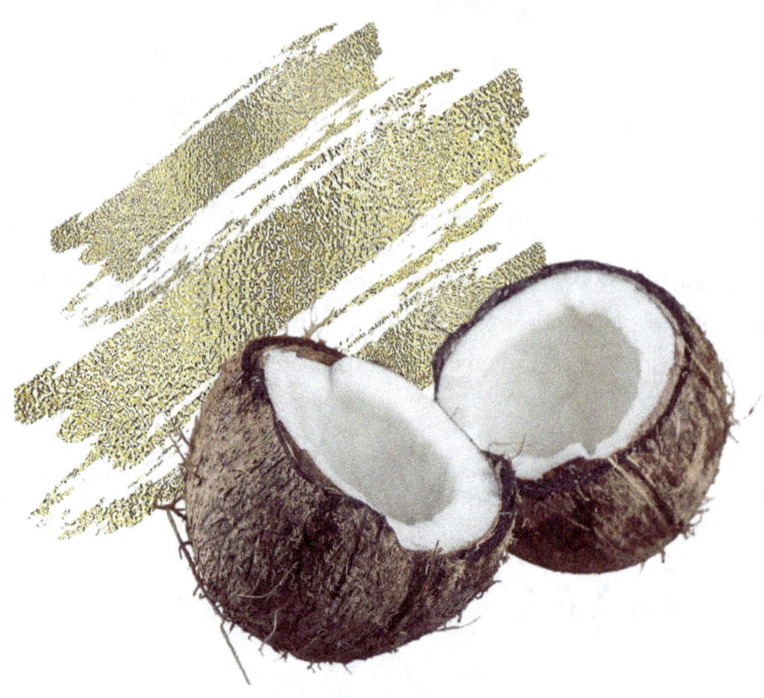

# Chapitre 2 : Les ingrédients naturels en cosmétique

*Les différentes catégories d'ingrédients naturels utilisés en cosmétique*

Les produits de beauté naturels sont formulés avec une variété d'ingrédients d'origine végétale, chacun ayant des propriétés uniques et bénéfiques pour la peau et les cheveux. Dans ce chapitre, nous explorerons les principales catégories d'ingrédients naturels utilisés en cosmétique.

## 1. Huiles végétales

Les huiles végétales sont extraites de graines, de fruits ou de noix. Elles sont riches en acides gras essentiels, vitamines et antioxydants. Voici quelques-unes des huiles végétales les plus populaires en cosmétique :

- *Huile d'argan* : Riche en vitamine E et en acides gras, elle est excellente pour hydrater et nourrir la peau et les cheveux.

- *Huile de jojoba :* Similaire au sébum humain, elle équilibre la production de sébum et est idéale pour les peaux grasses.

- *Huile de coco* : Connue pour ses propriétés hydratantes et antibactériennes, elle est souvent utilisée dans les soins capillaires.

# 2. Beurres végétaux

Les beurres végétaux sont des graisses solides à température ambiante, obtenues à partir des graines ou des noix. Ils sont utilisés pour leurs propriétés hydratantes et nourrissantes.

**- Beurre de karité** : Riche en vitamines A, E et F, il nourrit, hydrate et protège la peau.

**- Beurre de cacao** : Connu pour ses propriétés adoucissantes et apaisantes, il aide à améliorer l'élasticité de la peau.

**- Beurre de mangue** : Hydratant et régénérant, il est parfait pour les peaux sèches et abîmées.

# 3. Extraits de plantes

Les extraits de plantes sont obtenus par macération, distillation ou infusion de plantes. Ils contiennent des principes actifs bénéfiques pour la peau et les cheveux.

**- Extrait de camomille** : Apaisant et anti-inflammatoire, il est idéal pour les peaux sensibles.

**- Extrait de thé vert :** Riche en antioxydants, il protège la peau contre les radicaux libres et les signes du vieillissement.

**- Extrait de calendula :** Réparateur et apaisant, il aide à régénérer la peau et à calmer les irritations.

# 4. Hydrolats (eaux florales)

Les hydrolats sont des sous-produits de la distillation des huiles essentielles. Ils sont plus doux que les huiles essentielles et peuvent être utilisés directement sur la peau.

- ***Eau de rose :*** Rafraîchissante et tonifiante, elle est utilisée pour apaiser et hydrater la peau.

- ***Eau de lavande :*** Apaisante et purifiante, elle convient aux peaux à problèmes.

- ***Eau de fleur d'oranger :*** Réputée pour ses propriétés apaisantes et adoucissantes, elle est idéale pour les peaux sèches et sensibles.

# 5. Huiles essentielles

Les huiles essentielles sont des extraits concentrés de plantes, obtenus par distillation à la vapeur. Elles sont puissantes et doivent être utilisées avec précaution.

- ***Huile essentielle de lavande :*** Apaisante et cicatrisante, elle est souvent utilisée pour traiter les irritations et les petites plaies.

- ***Huile essentielle de tea tree :*** Antibactérienne et antifongique, elle est efficace contre les imperfections cutanées.

- ***Huile essentielle de citron :*** Éclaircissante et tonifiante, elle est idéale pour les peaux ternes.

## 6. Argiles

Les argiles sont des minéraux naturels utilisés pour leurs propriétés purifiantes et détoxifiantes.

- ***Argile verte*** : Absorbante et purifiante, elle est recommandée pour les peaux grasses et acnéiques.

- ***Argile blanche (kaolin)*** : Douce et apaisante, elle convient aux peaux sensibles et sèches.

- ***Argile rose*** : Mélange d'argile rouge et blanche, elle est idéale pour les peaux sensibles et réactives.

### Résumé

Les ingrédients naturels offrent une multitude de bienfaits pour la peau et les cheveux. En comprenant les propriétés spécifiques de chaque catégorie d'ingrédients, nous pouvons formuler des produits cosmétiques adaptés à nos besoins personnels.

Dans la prochaine leçon, nous étudierons les propriétés spécifiques des ingrédients naturels et leur impact sur la peau et les cheveux. Préparez-vous à approfondir vos connaissances sur les trésors de la nature !

# Études de cas

## Formulation de produits cosmétiques à base d'ingrédients naturels

Pour mettre en pratique les connaissances acquises sur les ingrédients naturels, nous allons explorer plusieurs études de cas de formulation de produits cosmétiques. Ces exemples vous permettront de voir comment les ingrédients naturels peuvent être combinés pour créer des produits efficaces et bénéfiques.

# *Étude de cas 1 : Crème hydratante pour le visage*

**Objectif** : *Créer une crème hydratante adaptée aux peaux sèches et sensibles.*

**Ingrédients :**

- 10 g d'huile d'argan (hydratante et réparatrice)

- 5 g de beurre de karité (nourrissant et apaisant)

- 10 g d'hydrolat de rose (tonifiant et rafraîchissant)

- 5 gouttes d'huile essentielle de lavande (apaisante et cicatrisante)

- 10 g de cire d'abeille (épaississant et protecteur)

- 30 ml d'eau distillée

**Instructions** :

1. Faites fondre le beurre de karité et la cire d'abeille au bain-marie.

2. Ajoutez l'huile d'argan et mélangez bien.

3. Dans un autre récipient, mélangez l'eau distillée et l'hydrolat de rose.

4. Retirez le mélange de beurre, de cire et d'huile du bain-marie et laissez refroidir légèrement.

5. Ajoutez lentement le mélange d'eau et d'hydrolat tout en fouettant pour émulsionner.

6. Ajoutez les gouttes d'huile essentielle de lavande et mélangez bien.

7. Versez la crème dans un pot propre et stérilisé.

# *Étude de cas 2 : Masque capillaire nourrissant*

***Objectif*** : *Créer un masque capillaire pour hydrater et renforcer les cheveux secs et abîmés.*

### Ingrédients :

- 2 cuillères à soupe d'huile de coco (nourrissante et hydratante)

- 1 cuillère à soupe de beurre de mangue (régénérant et hydratant)

- 1 cuillère à café de miel (humectant et adoucissant)

- 5 gouttes d'huile essentielle de tea tree (antibactérienne et purifiante)

### Instructions :

1. Faites fondre l'huile de coco et le beurre de mangue au bain-marie.

2. Ajoutez le miel et mélangez bien jusqu'à obtenir une consistance homogène.

3. Ajoutez les gouttes d'huile essentielle de tea tree et mélangez bien.

4. Appliquez le masque sur les cheveux propres et humides, en insistant sur les pointes.

5. Laissez poser pendant 20 à 30 minutes puis rincez abondamment.

## Étude de cas 3 : Gommage corporel revitalisant

***Objectif*** : *Créer un gommage corporel pour exfolier et revitaliser la peau.*

### Ingrédients :

- 1/2 tasse de sucre de canne (exfoliant)

- 1/4 tasse d'huile de jojoba (hydratante et équilibrante)

- 1 cuillère à soupe de jus de citron frais (éclaircissant et tonifiant)

- 5 gouttes d'huile essentielle de citron (antiseptique et tonifiante)

*Instructions* :

1. Dans un bol, mélangez le sucre de canne et l'huile de jojoba.

2. Ajoutez le jus de citron frais et mélangez bien.

3. Ajoutez les gouttes d'huile essentielle de citron et mélangez jusqu'à obtenir une consistance homogène.

4. Appliquez le gommage sur la peau humide en effectuant des mouvements circulaires.

5. Rincez abondamment à l'eau tiède et séchez la peau en tamponnant avec une serviette.


## *Résumé*

Ces études de cas illustrent comment les ingrédients naturels peuvent être combinés pour créer des produits cosmétiques efficaces et bienfaisants. En expérimentant avec différentes recettes, vous pouvez personnaliser vos produits de beauté en fonction de vos besoins spécifiques.

Dans le prochain chapitre, nous explorerons le marché du bio et du naturel, un secteur en pleine expansion. Vous découvrirez les tendances actuelles, les motivations des consommateurs et les opportunités pour les professionnels de l'esthétique. Préparez-vous à plonger dans l'univers dynamique des produits de beauté naturels !

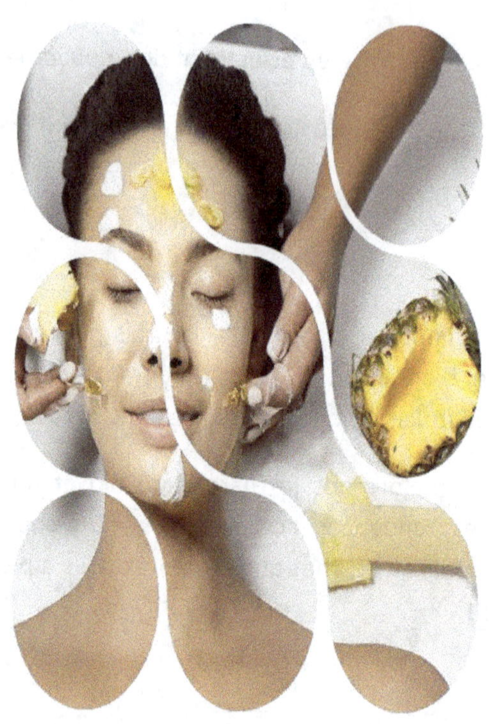

# Chapitre 3 : Le marché du bio et du naturel un marché en pleine expansion

*Analyse de la croissance et des tendances du marché des produits bio et naturels dans l'industrie de la beauté.*

Au cours des dernières décennies, le marché des produits cosmétiques bio et naturels a connu une croissance exponentielle. De plus en plus de consommateurs se tournent vers des produits respectueux de leur santé et de l'environnement. Explorons les raisons de cette croissance et les tendances actuelles.

## 1. La demande croissante des consommateurs

Les consommateurs sont de plus en plus conscients des ingrédients présents dans les produits cosmétiques qu'ils utilisent. Ils recherchent des produits exempts de substances chimiques nocives et préfèrent des formulations à base d'ingrédients naturels et biologiques. Cette demande croissante est alimentée par plusieurs facteurs :

- **Préoccupations de santé :** Les consommateurs évitent les ingrédients potentiellement dangereux tels que les parabènes, les sulfates et les phtalates.

- **Sensibilisation environnementale :** Les produits bio et naturels sont souvent fabriqués de manière durable et respectueuse de l'environnement.

- **Éthique :** Les consommateurs veulent soutenir des marques qui pratiquent des méthodes éthiques, telles que le commerce équitable et le respect des droits des animaux.

## 2. Les tendances du marché

Voici quelques-unes des tendances majeures observées dans le marché des produits cosmétiques bio et naturels :

- **Clean Beauty** : Ce mouvement prône l'utilisation de produits sûrs, non toxiques et transparents sur leurs ingrédients. Les marques de clean beauty évitent les ingrédients controversés et mettent l'accent sur la simplicité et la pureté des formulations.

- **Étiquetage et certifications** : Les consommateurs se fient aux certifications telles que "bio", "vegan", "cruelty-free" (sans cruauté) et "non-GMO" (sans OGM) pour choisir leurs produits.

- **Transparence des ingrédients** : Les consommateurs veulent comprendre ce qu'ils appliquent sur leur peau. Les marques sont de plus en plus transparentes sur leurs formulations et leurs processus de fabrication.

- *Emballages écologiques :* Les marques adoptent des emballages recyclables, biodégradables ou réutilisables pour réduire leur impact environnemental.


## 3. Opportunités et défis pour les professionnels de l'esthétique

L'essor du marché des produits bio et naturels présente à la fois des opportunités et des défis pour les professionnels de l'esthétique.

### Opportunités :

- **Élargir la clientèle** : En proposant des produits bio et naturels, les professionnels peuvent attirer une nouvelle clientèle soucieuse de leur santé et de l'environnement.

- **Fidélisation des clients** : Les consommateurs fidèles aux produits naturels sont souvent très loyaux. Offrir des produits bio peut renforcer la fidélité des clients.

- **Diversification des services** : Les instituts de beauté peuvent élargir leur gamme de services en incluant des soins spécifiques utilisant des produits naturels et biologiques.

## *Défis* :

- **Coût des ingrédients :** Les ingrédients bio et naturels peuvent être plus coûteux que les ingrédients conventionnels. Il est important de trouver un équilibre entre la qualité des produits et leur coût.

- **Formation et éducation** : Les professionnels doivent se former sur les nouveaux produits et ingrédients pour pouvoir conseiller efficacement leurs clients.

- **Concurrence accrue** : Le marché des produits naturels est en pleine expansion et la concurrence est féroce. Les professionnels doivent se démarquer par la qualité de leurs services et la transparence de leurs produits.

## *Résumé*

Le marché des produits cosmétiques bio et naturels est en pleine expansion, porté par une demande croissante de consommateurs soucieux de leur santé et de l'environnement. Les tendances actuelles mettent en avant la transparence, la simplicité et la durabilité. Pour les professionnels de l'esthétique, ce marché offre de nombreuses opportunités, mais également des défis à relever pour répondre aux attentes des clients.

Dans le prochain chapitre, nous nous concentrerons sur les soins du visage naturels. Vous apprendrez à créer des recettes de masques, de gommages et d'enveloppements à base de fruits et de végétaux, ainsi que des techniques de massage facial utilisant des huiles essentielles et des extraits de plantes. Préparez-vous à découvrir comment sublimer votre peau avec les trésors de la nature !

# Gastronomie
# Cosméto ®

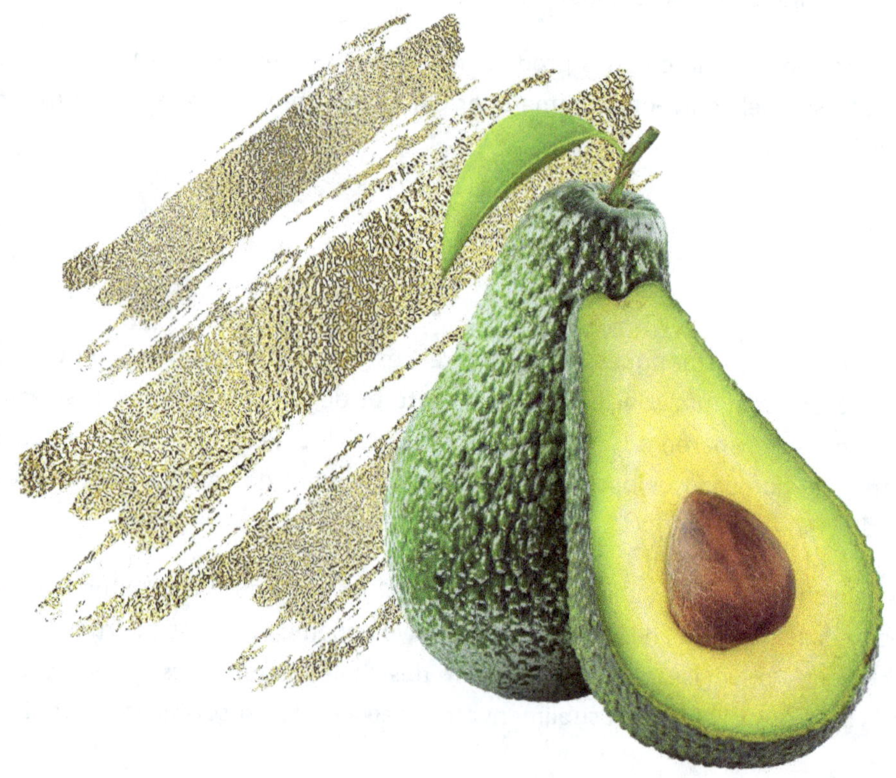

# Chapitre 4 : Soins du visage naturels

*Recettes de masques, gommages et enveloppements à base de fruits et de végétaux pour différents types de peau*

Les soins du visage naturels utilisent les propriétés bénéfiques des fruits et des végétaux pour nourrir, hydrater et revitaliser la peau. Dans ce chapitre, nous explorerons diverses recettes adaptées à différents types de peau.

## 1. Masques pour le visage

Les masques faciaux sont des traitements intensifs qui apportent des nutriments essentiels à la peau. Voici quelques recettes de masques adaptés à divers types de peau.

**Peau sèche** : Masque à l'avocat et au miel

**Ingrédients :**

- 1/2 avocat mûr

- 1 cuillère à soupe de miel

- 1 cuillère à soupe d'huile d'olive

**Instructions :**

1. Écrasez l'avocat jusqu'à obtenir une consistance lisse.

2. Ajoutez le miel et l'huile d'olive et mélangez bien.

3. Appliquez le masque sur le visage propre et laissez agir pendant 15-20 minutes.

4. Rincez à l'eau tiède et séchez doucement.


**Peau grasse** : Masque à l'argile verte et au concombre


**Ingrédients** :

- 2 cuillères à soupe d'argile verte

- 1/2 concombre râpé

- 1 cuillère à soupe de jus de citron


**Instructions** :

1. Mélangez l'argile verte et le concombre râpé dans un bol.

2. Ajoutez le jus de citron et mélangez jusqu'à obtenir une pâte homogène.

3. Appliquez le masque sur le visage en évitant le contour des yeux et laissez sécher pendant 10-15 minutes.

4. Rincez à l'eau tiède et séchez doucement.


**Peau sensible** : Masque à la camomille et à l'avoine


**Ingrédients** :

- 1 cuillère à soupe de flocons d'avoine

- 2 cuillères à soupe d'infusion de camomille refroidie

- 1 cuillère à soupe de miel

**Instructions** :

1. Mélangez les flocons d'avoine et l'infusion de camomille jusqu'à ce que les flocons soient bien imbibés.

2. Ajoutez le miel et mélangez bien.

3. Appliquez le masque sur le visage et laissez agir pendant 15 minutes.

4. Rincez à l'eau tiède et séchez doucement.

## 2. Gommages pour le visage

Les gommages aident à exfolier la peau en éliminant les cellules mortes et en stimulant le renouvellement cellulaire. Voici quelques recettes de gommages adaptés à différents types de peau.

**Peau sèche** : Gommage au sucre brun et à l'huile de coco

**Ingrédients** :

- 1/4 tasse de sucre brun

- 1 cuillère à soupe d'huile de coco

**Instructions** :

1. Mélangez le sucre brun et l'huile de coco dans un bol.

2. Appliquez le gommage sur le visage en effectuant des mouvements circulaires.

3. Rincez à l'eau tiède et séchez doucement.

**Peau grasse** : Gommage au marc de café et au yaourt

**Ingrédients** :

- 2 cuillères à soupe de marc de café

- 1 cuillère à soupe de yaourt nature

**Instructions :**

1. Mélangez le marc de café et le yaourt dans un bol.

2. Appliquez le gommage sur le visage en effectuant des mouvements circulaires.

3. Rincez à l'eau tiède et séchez doucement.


**Peau sensible** : Gommage au sucre et à la camomille


**Ingrédients :**

- 1 cuillère à soupe de sucre fin

- 1 cuillère à soupe d'huile d'amande douce

- 1 cuillère à soupe d'infusion de camomille refroidie


**Instructions :**

1. Mélangez le sucre, l'huile d'amande douce et l'infusion de camomille dans un bol.

2. Appliquez le gommage sur le visage en effectuant des mouvements circulaires.

3. Rincez à l'eau tiède et séchez doucement.


## 3. Enveloppements pour le visage


Les enveloppements pour le visage sont des traitements intensifs qui nourrissent et revitalisent la peau. Voici une recette d'enveloppement adaptée à tous les types de peau.

### Enveloppement au yaourt et au miel


**Ingrédients :**

- 2 cuillères à soupe de yaourt nature

- 1 cuillère à soupe de miel

- 1 cuillère à café de jus de citron (optionnel pour les peaux grasses)


**Instructions** :

1. Mélangez le yaourt et le miel dans un bol. Ajoutez le jus de citron si vous avez la peau grasse.

2. Appliquez l'enveloppement sur le visage et laissez agir pendant 15-20 minutes.

3. Rincez à l'eau tiède et séchez doucement.


## *Techniques de massage facial utilisant des huiles essentielles et des extraits de plantes*

Le massage facial est une technique efficace pour stimuler la circulation sanguine, détendre les muscles faciaux et améliorer l'éclat de la peau. Voici quelques techniques de massage facial utilisant des huiles essentielles et des extraits de plantes.


## 1. Préparation

Avant de commencer le massage, assurez-vous que votre visage est propre et appliquez une huile végétale de votre choix (comme l'huile de jojoba ou l'huile d'argan) mélangée à quelques gouttes d'huile essentielle (comme la lavande pour apaiser ou le tea tree pour purifier).


## 2. Techniques de base

### *Massage circulaire des joues :*

1. Placez vos doigts sur vos joues et effectuez des mouvements circulaires vers l'extérieur.

2. Répétez pendant 2-3 minutes.

Massage du front :

1. Placez vos doigts sur votre front et lissez la peau en allant du centre vers les tempes.

2. Répétez pendant 2-3 minutes.


## Massage du contour des yeux :

1. Utilisez votre annulaire pour tapoter doucement autour des yeux, en commençant par le coin interne et en allant vers l'extérieur.

2. Répétez pendant 1-2 minutes.


## Massage du menton et de la mâchoire :

1. Massez le menton et la mâchoire en effectuant des mouvements circulaires vers l'extérieur.

2. Répétez pendant 2-3 minutes.


# Étude de cas

## Élaboration d'un protocole de soin du visage naturel personnalisé

Pour comprendre comment intégrer ces techniques dans une routine de soin du visage, voici un exemple de protocole de soin du visage naturel personnalisé.

**1. Nettoyage :**

- Utilisez un nettoyant doux à base de plantes pour éliminer les impuretés.


**2. Exfoliation :**

- Appliquez un gommage adapté à votre type de peau et massez doucement.

**3. Masque :**

- Appliquez un masque adapté à votre type de peau et laissez agir pendant 15-20 minutes.

## 4. Massage facial :

- Utilisez une huile végétale mélangée à une huile essentielle et effectuez un massage facial en suivant les techniques de base.

## 5. Hydratation :

- Appliquez une crème hydratante ou une huile végétale pour nourrir et protéger la peau.

**Résumé**

Les soins du visage naturels utilisent les bienfaits des fruits et des végétaux pour nourrir, hydrater et revitaliser la peau. En combinant des recettes de masques, de gommages et d'enveloppements avec des techniques de massage facial, vous pouvez créer une routine de soin du visage complète et efficace.

Dans le prochain chapitre, nous nous concentrerons sur les soins du corps naturels. Vous apprendrez à préparer des bains aromatiques, des sels de bain et des gommages corporels à base d'ingrédients naturels. Préparez-vous à découvrir comment prendre soin de votre corps avec les trésors de la nature !

Gastronomie
Cosméto ®

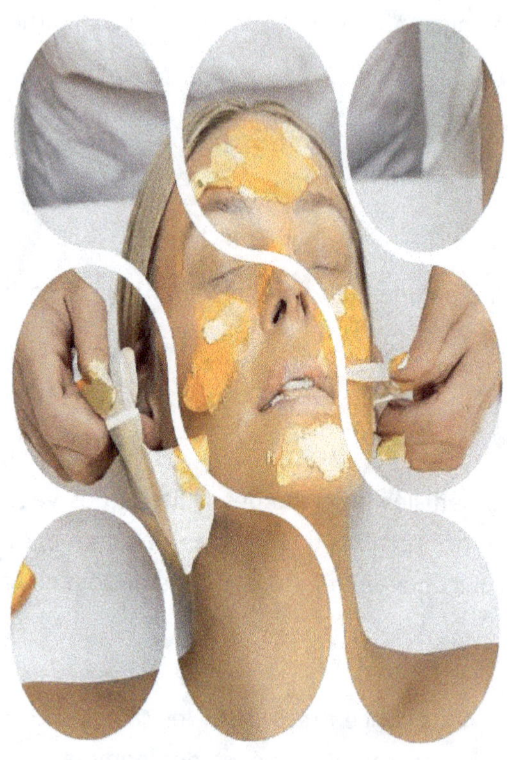

# Chapitre 5 : Soins du corps naturels

*Préparation de bains aromatiques et de sels de bain aux huiles essentielles*

Les bains aromatiques et les sels de bain peuvent transformer un simple bain en une expérience relaxante et revitalisante. Les huiles essentielles ajoutent des bienfaits thérapeutiques, en fonction des besoins individuels.

## 1. Bains aromatiques

### Bain relaxant à la lavande

**Ingrédients :**

- 10 gouttes d'huile essentielle de lavande

- 1 tasse de lait entier (optionnel, pour une peau douce)

- 1/2 tasse de sels d'Epsom

**Instructions :**

1. Remplissez la baignoire d'eau tiède.

2. Ajoutez les sels d'Epsom et remuez pour les dissoudre.

3. Mélangez les gouttes d'huile essentielle de lavande avec le lait (si utilisé) et versez dans l'eau du bain.

4. Détendez-vous dans le bain pendant 20-30 minutes.

***Bain revitalisant aux agrumes***

**Ingrédients :**

- 5 gouttes d'huile essentielle de citron

- 5 gouttes d'huile essentielle d'orange

- 1 tasse de sels de mer

**Instructions :**

1. Remplissez la baignoire d'eau tiède.

2. Ajoutez les sels de mer et remuez pour les dissoudre.

3. Ajoutez les huiles essentielles et remuez l'eau pour bien les répartir.

4. Profitez de votre bain pendant 20-30 minutes.

# 2. Sels de bain

## Sels de bain détoxifiants

**Ingrédients :**

- 1 tasse de sels d'Epsom

- 1/2 tasse de bicarbonate de soude

- 10 gouttes d'huile essentielle de menthe poivrée

**Instructions :**

1. Mélangez les sels d'Epsom et le bicarbonate de soude dans un bol.

2. Ajoutez les gouttes d'huile essentielle de menthe poivrée et mélangez bien.

3. Conservez le mélange dans un récipient hermétique.

4. Ajoutez 1/2 tasse du mélange à l'eau du bain pour un effet détoxifiant.

## Sels de bain apaisants à la camomille

**Ingrédients :**

- 1 tasse de sels de mer

- 1/2 tasse de flocons d'avoine finement moulus

- 10 gouttes d'huile essentielle de camomille

**Instructions :**

1. Mélangez les sels de mer et les flocons d'avoine moulus dans un bol.

2. Ajoutez les gouttes d'huile essentielle de camomille et mélangez bien.

3. Conservez le mélange dans un récipient hermétique.

4. Ajoutez 1/2 tasse du mélange à l'eau du bain pour un effet apaisant.

## Recettes de gommages corporels et de wraps revitalisants à base d'ingrédients naturels

# 1. Gommages corporels

## Gommage corporel au café et à la noix de coco

**Ingrédients :**

- 1/2 tasse de marc de café

- 1/4 tasse d'huile de noix de coco fondue

- 1/4 tasse de sucre brun

**Instructions :**

1. Mélangez tous les ingrédients dans un bol jusqu'à obtenir une consistance homogène.

2. Appliquez le gommage sur la peau humide en effectuant des mouvements circulaires.

3. Rincez à l'eau tiède et séchez doucement.

Gommage corporel au sel marin et au citron

Ingrédients :

- 1/2 tasse de sel marin

- 1/4 tasse d'huile d'olive

- Zeste et jus d'un citron

**Instructions :**

1. Mélangez tous les ingrédients dans un bol.

2. Appliquez le gommage sur la peau humide en effectuant des mouvements circulaires.

3. Rincez à l'eau tiède et séchez doucement.

## 2. Wraps revitalisants

### Wrap au miel et à l'aloe vera

**Ingrédients :**

- 1/2 tasse de gel d'aloe vera

- 2 cuillères à soupe de miel

- 1 cuillère à soupe d'huile de jojoba

**Instructions :**

1. Mélangez tous les ingrédients dans un bol.

2. Appliquez le mélange sur le corps en évitant le visage.

3. Enveloppez votre corps dans une serviette chaude et laissez poser pendant 20-30 minutes.

4. Rincez à l'eau tiède et séchez doucement.

## Wrap aux algues et à l'argile

**Ingrédients :**

- 1/2 tasse de poudre d'algues

- 1/4 tasse d'argile verte

- Eau tiède (selon besoin pour obtenir une pâte)

**Instructions :**

1. Mélangez la poudre d'algues et l'argile verte dans un bol.

2. Ajoutez de l'eau tiède petit à petit jusqu'à obtenir une pâte épaisse.

3. Appliquez le mélange sur le corps en évitant le visage.

4. Enveloppez votre corps dans une serviette chaude et laissez poser pendant 20-30 minutes.

5. Rincez à l'eau tiède et séchez doucement.

## Exercices pratiques :

Réalisation de différents types de massages corporels avec des huiles végétales

Les massages corporels sont essentiels pour détendre les muscles, améliorer la circulation sanguine et nourrir la peau. Voici quelques techniques de massage utilisant des huiles végétales.

### 1. Préparation

Avant de commencer le massage, choisissez une huile végétale adaptée à vos besoins (comme l'huile de jojoba, l'huile d'amande douce ou l'huile d'argan) et, si désiré, ajoutez quelques gouttes d'huile essentielle pour renforcer les effets.

### 2. Techniques de base

### *Massage des épaules et du cou :*

1. Utilisez des mouvements de pétrissage pour détendre les muscles des épaules et du cou.

2. Appliquez une pression modérée avec les pouces et les doigts, en faisant des mouvements circulaires.


### *Massage du dos :*

1. Appliquez l'huile sur le dos et utilisez des mouvements de lissage longs et fermes.

2. Concentrez-vous sur les zones tendues avec des mouvements circulaires et de pétrissage.


### *Massage des jambes :*

1. Utilisez des mouvements ascendants pour masser les jambes, en commençant par les chevilles et en remontant vers les cuisses.

2. Appliquez une pression modérée avec les paumes et les doigts.


### *Massage des pieds :*

1. Massez chaque pied en utilisant des mouvements circulaires avec les pouces.

2. Concentrez-vous sur les points de pression pour soulager la tension.


**Résumé**

Les soins du corps naturels utilisent des ingrédients simples et efficaces pour revitaliser et nourrir la peau. Les bains aromatiques, les sels de bain, les gommages corporels et les wraps peuvent transformer votre routine de soin en une expérience spa luxueuse à domicile. En ajoutant des techniques de massage utilisant des huiles végétales, vous pouvez compléter ces soins pour une détente et un bien-être optimaux.

Dans le prochain chapitre, nous découvrirons les fruits rares et précieux utilisés en cosmétique. Vous apprendrez comment ces fruits exotiques peuvent bénéficier à votre peau et à vos cheveux, et explorerez des exemples de produits cosmétiques qui les mettent en valeur. Préparez-vous à plonger dans le monde fascinant des trésors naturels exotiques !

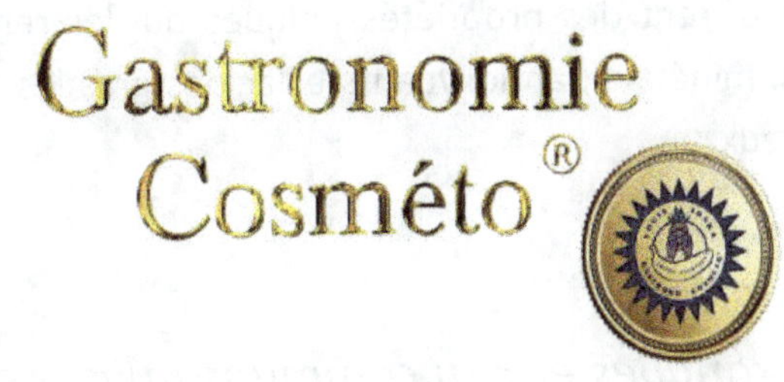
Gastronomie
Cosméto ®

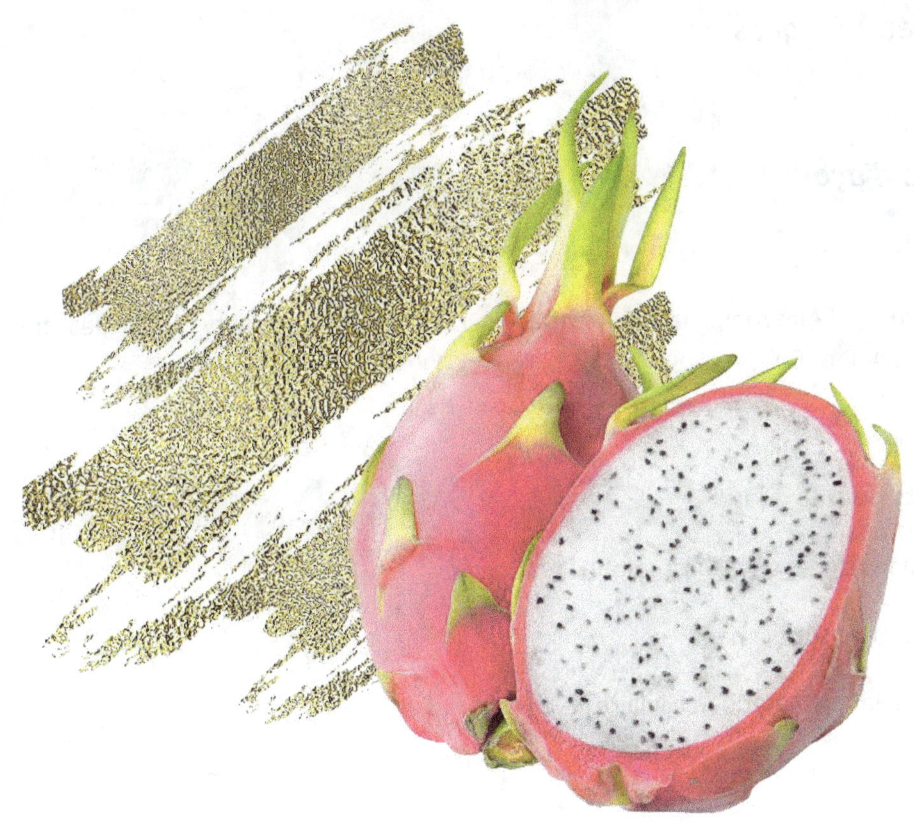

# Chapitre 6 : Les fruits rares et précieux de la cosmétique

Les fruits rares et exotiques offrent des propriétés uniques qui les rendent précieux en cosmétique. Leurs richesses en vitamines, minéraux, antioxydants et acides gras les rendent idéaux pour nourrir et revitaliser la peau et les cheveux.

*Découverte des fruits exotiques et peu communs utilisés en cosmétique pour leurs propriétés uniques*

## 1. Baie d'açaï

Originaire de l'Amazonie, la baie d'açaï est riche en antioxydants, en acides gras essentiels, et en vitamines A, C et E.

**Bienfaits pour la peau :**

- Combat les signes du vieillissement

- Hydrate et adoucit la peau

- Améliore la régénération cellulaire

*Bienfaits pour les cheveux :*

- Renforce les cheveux et réduit la casse

- Apporte brillance et douceur

## 2. Fruit du dragon (pitaya)

Le fruit du dragon, également connu sous le nom de pitaya, est riche en vitamines C et B, en antioxydants et en fibres.

**Bienfaits pour la peau :**

- Hydrate et revitalise la peau

- Réduit les signes de fatigue et les cernes

- Favorise une peau éclatante

**Bienfaits pour les cheveux :**

- Hydrate et renforce les cheveux

- Prévient les pointes fourchues

## 3. Mangoustan

Le mangoustan, souvent appelé la "reine des fruits", est riche en antioxydants appelés xanthones, ainsi qu'en vitamines A et C.

**Bienfaits pour la peau :**

- Réduit les inflammations et apaise la peau

- Combat les radicaux libres et prévient le vieillissement prématuré

- Améliore la texture et l'élasticité de la peau

**Bienfaits pour les cheveux :**

- Répare et renforce les cheveux abîmés

- Prévient les infections du cuir chevelu

## 4. Baie de goji

Connue sous le nom de "superfruit", la baie de goji est riche en vitamines A, C et E, en zinc et en antioxydants.

### Bienfaits pour la peau :

- Combat les signes du vieillissement

- Hydrate et revitalise la peau

- Améliore la production de collagène

### Bienfaits pour les cheveux :

- Renforce et nourrit les cheveux

- Prévient la chute des cheveux

## 1. Masque revitalisant à la baie d'açaï

**Ingrédients :**

- 2 cuillères à soupe de poudre de baie d'açaï

- 1 cuillère à soupe de miel

- 1 cuillère à soupe de yaourt nature

**Instructions :**

1. Mélangez tous les ingrédients dans un bol jusqu'à obtenir une consistance homogène.

2. Appliquez le masque sur le visage propre et laissez agir pendant 15-20 minutes.

3. Rincez à l'eau tiède et séchez doucement.

2. Sérum éclat au fruit du dragon

**Ingrédients :**

- 2 cuillères à soupe de pulpe de fruit du dragon

- 1 cuillère à soupe d'huile de jojoba

- 1 cuillère à café de gel d'aloe vera

**Instructions :**

1. Mélangez tous les ingrédients dans un bol jusqu'à obtenir une consistance homogène.

2. Appliquez le sérum sur le visage propre et massez doucement jusqu'à absorption complète.

## 3. Soin capillaire réparateur au mangoustan

**Ingrédients :**

- 2 cuillères à soupe de purée de mangoustan

- 1 cuillère à soupe d'huile de coco

- 1 cuillère à café de miel

**Instructions :**

1. Mélangez tous les ingrédients dans un bol jusqu'à obtenir une consistance homogène.

2. Appliquez le soin sur les cheveux propres et humides, en insistant sur les pointes.

3. Laissez poser pendant 20-30 minutes, puis rincez à l'eau tiède.

## Exemples de produits cosmétiques mettant en valeur ces ingrédients précieux

### 1. Crème hydratante à la baie d'açaï

Une crème hydratante enrichie en extrait de baie d'açaï peut aider à protéger la peau contre les radicaux libres, améliorer son élasticité et apporter une hydratation profonde.

### 2. Sérum éclat au fruit du dragon

Un sérum à base de fruit du dragon peut revitaliser et éclaircir la peau, la laissant lumineuse et éclatante.

### 3. Masque capillaire au mangoustan

Un masque capillaire au mangoustan peut réparer les cheveux abîmés, les renforcer et leur donner une brillance naturelle.

**Résumé**

Les fruits rares et précieux comme la baie d'açaï, le fruit du dragon, le mangoustan et la baie de goji possèdent des propriétés uniques qui peuvent bénéficier à la peau et aux cheveux. En intégrant ces ingrédients dans des produits cosmétiques et des soins faits maison, vous pouvez tirer parti de leurs riches nutriments pour améliorer votre routine de beauté

Dans le prochain chapitre, nous nous concentrerons sur le maquillage naturel au quotidien. Vous apprendrez à utiliser des produits naturels pour créer un maquillage frais et lumineux, et découvrirez des techniques pour mettre en valeur vos traits tout en respectant votre peau. Préparez-vous à explorer le monde du maquillage naturel !

# Gastronomie
# Cosméto ®

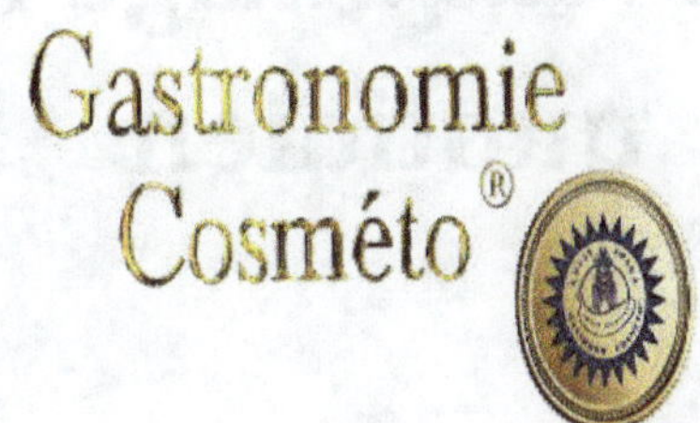

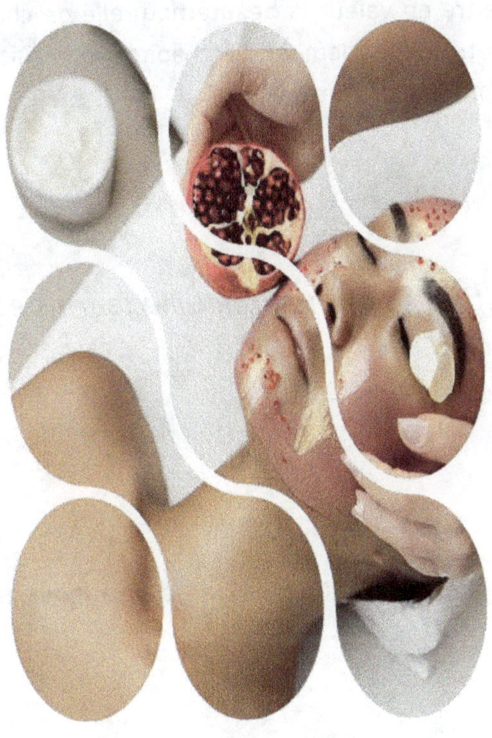

# Chapitre 7 : Maquillage naturel au quotidien

Le maquillage naturel vise à mettre en valeur la beauté naturelle de chaque individu en utilisant des produits qui respectent la peau et l'environnement. Ce chapitre vous guidera pour créer un maquillage frais et lumineux en utilisant des produits naturels.

*Utilisation des produits naturels pour un maquillage frais et lumineux au quotidien*

## 1. Préparation de la peau

Avant d'appliquer le maquillage, il est crucial de préparer la peau pour garantir un résultat optimal et durable.

Nettoyage : Utilisez un nettoyant doux et naturel pour éliminer les impuretés sans agresser la peau.

Hydratation : Appliquez une crème hydratante adaptée à votre type de peau pour la nourrir et la protéger.

## 2. Base de maquillage

BB crème ou fond de teint léger : Optez pour une BB crème ou un fond de teint léger à base d'ingrédients naturels pour unifier le teint sans alourdir la peau.

**Exemple :**

- **Ingrédients clés :** Extraits de thé vert, aloe vera, huile de jojoba

- **Avantages** : Hydrate, protège et unifie le teint


## 3. Correction des imperfections

Correcteur naturel : Utilisez un correcteur à base d'ingrédients naturels pour dissimuler les cernes, les rougeurs et autres imperfections.

**Exemple :**

- **Ingrédients clés :** Extraits de camomille, beurre de karité, huile d'avocat

- **Avantages** : Apaise et hydrate la peau tout en offrant une couverture efficace


## 4. Maquillage des yeux

Ombres à paupières naturelles : Choisissez des ombres à paupières faites avec des pigments minéraux et des ingrédients naturels.

**Exemple de palette naturelle :**

- **Teintes** : Tons neutres comme le beige, le brun et le taupe

- **Ingrédients clés :** Poudre de mica, argile kaolin, beurre de cacao

**Mascara naturel** : Optez pour un mascara formulé avec des cires naturelles et des huiles nourrissantes.

**Exemple :**

- **Ingrédients clés** : Cire d'abeille, huile de ricin, beurre de karité

- **Avantages** : Allonge et fortifie les cils sans irriter les yeux

## 5. Maquillage des sourcils

Gel à sourcils naturel : Utilisez un gel à sourcils fait avec des ingrédients naturels pour structurer et fixer vos sourcils.

**Exemple** :

- **Ingrédients clés :** Aloe vera, cire de carnauba, huile de jojoba

- **Avantages :**Fixe et nourrit les sourcils

## 6. Maquillage des lèvres

Baume à lèvres teinté : Choisissez un baume à lèvres teinté à base de beurre de karité et d'huiles essentielles pour hydrater et colorer vos lèvres en douceur.

**Exemple** :

- **Ingrédients clés** : Beurre de karité, huile de coco, cire d'abeille, pigments naturels

- **Avantages** : Hydrate les lèvres et leur donne une touche de couleur naturelle

*Techniques de correction du teint et de mise en valeur des traits du visage avec des produits naturels*

## 1. Contouring léger

Pour un effet naturel, utilisez des poudres de contouring à base de minéraux.

**Exemple :**

- Poudre de contour : Une teinte légèrement plus foncée que votre teint naturel

- Ingrédients clés : Poudre de mica, argile kaolin

**Technique :**

1. Appliquez la poudre de contour sous les pommettes, sur les tempes et le long de la mâchoire.

2. Estompez bien pour éviter les lignes marquées.

## 2. Highlighting subtil

Utilisez un enlumineur naturel pour apporter de la lumière à votre visage.

**Exemple :**

- Enlumineur : Une teinte légèrement plus claire que votre teint naturel

- Ingrédients clés : Poudre de mica, poudre de riz

**Technique :**

1. Appliquez l'enlumineur sur les points hauts du visage : les pommettes, l'arête du nez, l'arc de Cupidon et sous les sourcils.

2. Estompez bien pour un effet naturel.


### 3. Blush naturel

Choisissez un blush naturel pour donner un éclat de santé à vos joues.

**Exemple :**

- Blush :Tons rosés ou pêche

- Ingrédients clés : Poudre de betterave, poudre de hibiscus

**Technique :**

1. Appliquez le blush sur les pommettes en effectuant des mouvements circulaires.

2. Estompez bien pour un effet subtil.


## Étude de cas

### Création d'un maquillage naturel adapté à différents types de peau

## *Peau sèche* :

**1. Base hydratante** : Utilisez une BB crème hydratante.

**2. Correcteur crémeux :** Choisissez un correcteur crémeux pour éviter de dessécher la peau.

**3. Ombres à paupières satinées** : Privilégiez les textures satinées pour éviter l'effet poudreux.

**4. Baume à lèvres nourrissant** : Optez pour un baume à lèvres très hydratant.

## *Peau grasse* :

**1. Base matifiante** : Utilisez un fond de teint léger à effet matifiant.

**2. Poudre libre** : Fixez le maquillage avec une poudre libre naturelle pour contrôler la brillance.

**3. Ombres à paupières mates** : Choisissez des ombres mates pour éviter l'effet brillant.

**4. Rouge à lèvres mat** : Optez pour un rouge à lèvres mat pour une meilleure tenue.

## *Peau sensible* :

**1. Base apaisante** : Utilisez une base de maquillage apaisante.

**2. Correcteur naturel** : Choisissez un correcteur sans parfums ni conservateurs.

**3. Ombres à paupières hypoallergéniques** : Privilégiez les produits hypoallergéniques pour éviter les irritations.

**4. Baume à lèvres naturel** :Optez pour un baume à lèvres sans additifs chimiques.

**Résumé**

Le maquillage naturel permet de sublimer votre beauté tout en respectant votre peau et l'environnement. En utilisant des produits naturels et en adoptant des techniques adaptées à votre type de peau, vous pouvez créer un maquillage frais et lumineux au quotidien.

Dans le prochain chapitre, nous explorerons le maquillage artistique avec des produits naturels. Vous découvrirez comment créer des looks artistiques inspirés de la nature en utilisant des pigments naturels et des textures innovantes. Préparez vos pinceaux pour une aventure créative et colorée !

# Gastronomie Cosméto®

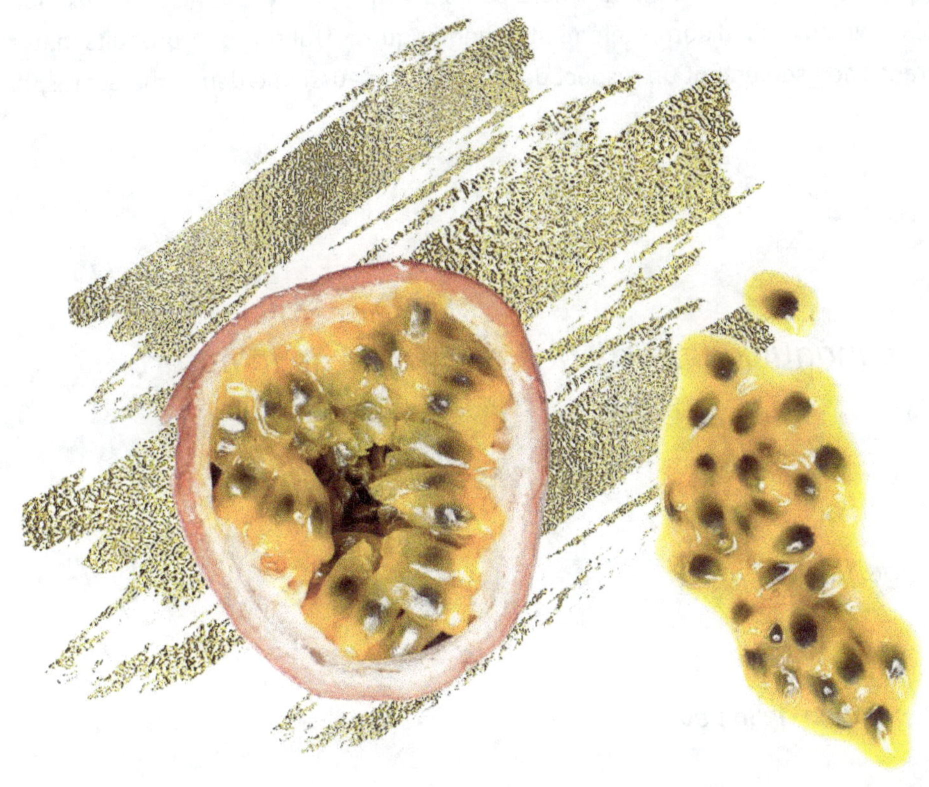

# Chapitre 8 : Maquillage artistique avec des produits naturels

Le maquillage artistique permet de laisser libre cours à votre créativité en créant des looks inspirés par la nature, les animaux ou d'autres éléments thématiques. Utiliser des produits naturels pour ces créations garantit non seulement un respect de la peau mais aussi une démarche écoresponsable.

## Création de maquillages artistiques inspirés de la nature

### 1. Maquillage floral

#### Étape 1 : Préparation de la peau

1. Nettoyez et hydratez la peau comme expliqué dans le chapitre précédent.

2. Appliquez une base de maquillage légère pour uniformiser le teint.

#### Étape 2 : Création de motifs floraux

**1. Ombres à paupières naturelles** : Utilisez des teintes pastel comme le rose, le lavande et le vert pour les pétales.

- **Ingrédients clés** : Pigments minéraux, mica, argile kaolin

**2. Crayons et eyeliners naturels** : Utilisez des crayons à base de pigments végétaux pour dessiner les contours des fleurs et les détails.

**- Ingrédients clés** : Pigments de betterave, charbon actif, cire de carnauba

**3. Paillettes écologiques** : Pour ajouter une touche de brillance, utilisez des paillettes biodégradables.

**- Ingrédients clés** : Paillettes à base de cellulose

**Technique** :

1. Dessinez des fleurs sur les joues et autour des yeux à l'aide de crayons et d'eyeliners naturels.

2. Remplissez les pétales avec des ombres à paupières pastel.

3. Ajoutez des paillettes pour un effet scintillant.

## 2. Maquillage animalier

### Étape 1 : Préparation de la peau

1. Nettoyez et hydratez la peau.

2. Appliquez une base de maquillage adaptée.

### Étape 2 : Création de motifs animaliers

**1. Fond de teint naturel :** Utilisez un fond de teint naturel pour la base.

**- Ingrédients clés** : Poudre de riz, huile de jojoba, argile kaolin

**2. Peintures faciales naturelles** : Utilisez des peintures faciales à base de pigments naturels pour les motifs.

 - **Ingrédients clés** : Pigments végétaux, argile kaolin, cire d'abeille


**Technique** :

1. Pour un look de félin, utilisez du fond de teint pour créer la base.

2. Dessinez des motifs de rayures ou de taches à l'aide des peintures faciales.

3. Ajoutez des détails comme les moustaches et les yeux de chat avec un crayon naturel noir.


Utilisation de pigments naturels et de textures innovantes pour des créations originales


## *1. Pigments naturels*


Exemples de pigments naturels :

- **Pigments de betterave** : Pour des teintes rouges et rosées.

- **Charbon actif** : Pour les teintes noires et grises.

- **Curcuma** : Pour des teintes jaunes.

- **Spiruline** : Pour des teintes vertes.

**Technique** :

1. Mélangez les pigments avec une base naturelle comme l'aloès ou l'huile de jojoba pour créer des peintures faciales.

2. Utilisez des pinceaux fins pour dessiner des motifs précis.

2. Textures innovantes


**Exemples de textures innovantes :**

- **Gel d'aloès et pigments** : Pour des effets translucides et lumineux.

- **Argile colorée** : Pour des effets mats et veloutés.

- *Cire d'abeille et mica* : Pour des effets métalliques et brillants.


***Technique :***

1. Appliquez le gel d'aloès mélangé avec des pigments pour des motifs lumineux et scintillants.

2. Utilisez l'argile colorée pour des zones qui nécessitent une couverture dense et mate.

3. Appliquez la cire d'abeille avec du mica pour des détails brillants et métalliques.


## Exercices pratiques : Réalisation de maquillages artistiques sur des modèles vivants


### *Activité 1 : Maquillage floral sur modèle vivant*

**Matériel :**

- Ombres à paupières naturelles (rose, lavande, vert)

- Crayons à base de pigments végétaux

- Paillettes écologiques


**Étapes :**

1. Préparez la peau du modèle (nettoyage, hydratation, base de maquillage).

2. Dessinez des fleurs autour des yeux et sur les joues avec les crayons.

3. Remplissez les pétales avec les ombres à paupières.

4. Ajoutez des paillettes pour plus de brillance.

5. Évaluez le résultat et ajustez les détails si nécessaire.

Activité 2 : Maquillage animalier sur modèle vivant**

**Matériel :**

- Fond de teint naturel

- Peintures faciales naturelles

- Crayon naturel noir

**Étapes :**

1. Préparez la peau du modèle (nettoyage, hydratation, base de maquillage).

2. Appliquez le fond de teint sur tout le visage.

3. Dessinez des motifs animaliers (rayures, taches) avec les peintures faciales.

4. Ajoutez des détails comme les yeux et les moustaches avec le crayon noir.

5. Évaluez le résultat et ajustez les détails si nécessaire.

## Résumé

Le maquillage artistique avec des produits naturels permet d'explorer des styles créatifs tout en respectant votre peau et l'environnement. En utilisant des pigments naturels et des textures innovantes, vous pouvez créer des looks uniques et écoresponsables.

Dans le prochain chapitre, nous aborderons la gestion des produits et des stocks en institut de beauté. Vous apprendrez comment organiser et gérer les produits cosmétiques naturels pour optimiser la rentabilité de votre activité. Préparez-vous à découvrir les secrets d'une gestion efficace et durable !

# Gastronomie Cosméto ®

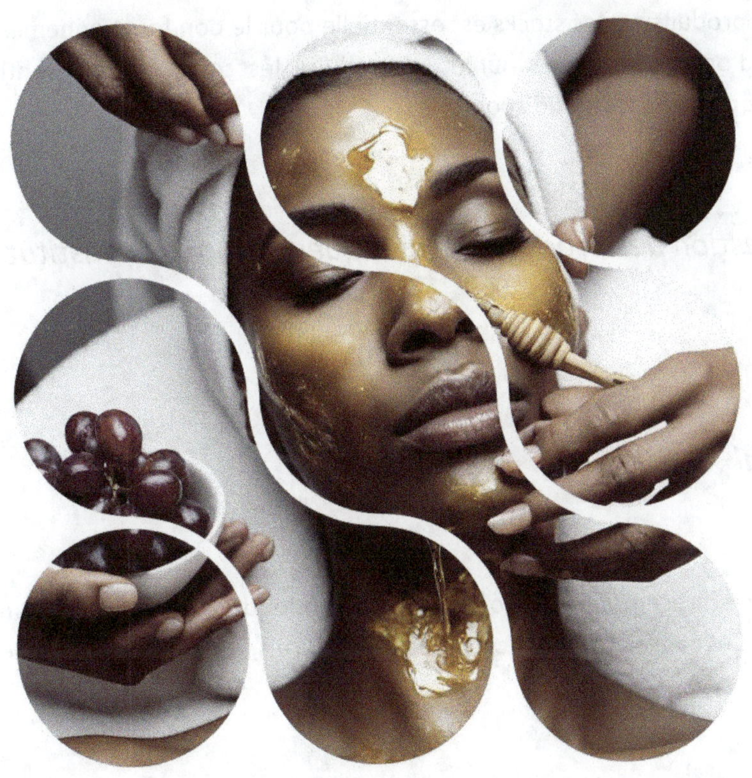

# Chapitre 9 : Gestion des produits et des stocks

La gestion efficace des produits et des stocks est essentielle pour le bon fonctionnement d'un institut de beauté. Cela permet d'optimiser les ressources, de réduire les coûts et de garantir que les clients bénéficient toujours de produits frais et disponibles.

*Organisation et gestion des produits cosmétiques naturels en institut de beauté*

## 1. Inventaire initial

Avant de pouvoir gérer efficacement vos stocks, il est essentiel de connaître exactement ce que vous avez en stock. Cela inclut tous les produits cosmétiques naturels, des matières premières aux produits finis.

**Étapes :**

**1. Liste des produits** : Dressez une liste de tous les produits et matières premières disponibles dans l'institut.

**2. Quantités** : Notez les quantités exactes de chaque article.

**3. Dates de péremption** : Indiquez les dates de péremption pour chaque produit afin d'éviter le gaspillage et de garantir la fraîcheur des produits.

## 2. Stockage approprié

Les produits cosmétiques naturels nécessitent souvent des conditions de stockage spécifiques pour maintenir leur efficacité et leur qualité.

### Conseils de stockage :

**1. Température** : Stockez les produits dans un endroit frais et sec. Évitez les fluctuations de température qui peuvent altérer les produits.

**2. Lumière** : Protégez les produits de la lumière directe du soleil pour éviter la dégradation des ingrédients.

**3. Humidité** : Évitez les zones humides pour prévenir la prolifération de moisissures et de bactéries.

## 3. Rotation des stocks

La rotation des stocks consiste à utiliser en priorité les produits les plus anciens pour éviter qu'ils ne dépassent leur date de péremption.

### Méthode FIFO (First In, First Out) :

1. Placez les produits les plus anciens à l'avant des étagères et les nouveaux à l'arrière.

2. Utilisez les produits les plus anciens en premier.

3. Réorganisez régulièrement les stocks pour maintenir cette rotation.

Techniques d'inventaire et de gestion des stocks pour optimiser la rentabilité

### 1. Suivi des stocks

Un suivi régulier des stocks est crucial pour éviter les ruptures de stock et les excès de stock.

### Techniques de suivi :

**1. Inventaire périodique :** Effectuez un inventaire complet à intervalles réguliers (mensuel, trimestriel).

**2. Inventaire tournant :** Contrôlez une partie des stocks chaque jour ou chaque semaine pour obtenir une vue d'ensemble continue.

### 2. Réapprovisionnement

Planifiez le réapprovisionnement des stocks en fonction des besoins et des ventes pour éviter les pénuries et les excès.

### Conseils de réapprovisionnement :

**1. Point de commande :** Déterminez le point de commande pour chaque produit, c'est-à-dire le niveau de stock à partir duquel il est nécessaire de passer une nouvelle commande.

**2. Quantité économique de commande :** Commandez des quantités optimales pour réduire les coûts de commande et de stockage.

### 3. Gestion des produits saisonniers

Les produits naturels peuvent être saisonniers, ce qui nécessite une planification spécifique pour garantir leur disponibilité au bon moment.

### Stratégies pour les produits saisonniers :

1. **Anticipation** : Commandez les produits saisonniers bien avant la haute saison pour éviter les ruptures de stock.

2. **Stockage approprié** : Stockez les produits saisonniers dans des conditions optimales pour prolonger leur durée de vie.

3. **Promotions** : Utilisez des promotions pour écouler les stocks saisonniers en fin de saison.

## *Étude de cas*

### *Planification des achats de produits naturels en fonction des saisons et des tendances*

*Exemple de cas pratique :*

**Contexte** :

L'institut de beauté "Naturellement Belle" prévoit une augmentation de la demande de produits hydratants et protecteurs pendant l'hiver, ainsi qu'une hausse des ventes de produits rafraîchissants et légers en été.

## *Planification* :

### *1. Hiver :*

- Produits : Huiles végétales, beurres corporels, crèmes riches en hydratation.

- Quantités : Augmenter les stocks de 30% par rapport à la moyenne annuelle.

- Promotions : Offres spéciales sur les produits hydratants pour attirer les clients.

## 2. Été :

- Produits : Brumes rafraîchissantes, gels légers, crèmes solaires naturelles.

- Quantités : Augmenter les stocks de 20% par rapport à la moyenne annuelle.

- Promotions : Packs été incluant des produits rafraîchissants et protecteurs.

**Résumé**

La gestion des produits et des stocks est un aspect crucial de la gestion d'un institut de beauté. En organisant efficacement vos produits, en suivant les stocks de manière rigoureuse et en planifiant les achats en fonction des saisons et des tendances, vous pouvez garantir une disponibilité optimale des produits et maximiser la rentabilité de votre activité.

Dans le prochain chapitre, nous aborderons la communication professionnelle et commerciale. Vous apprendrez comment promouvoir efficacement vos soins et produits naturels auprès de votre clientèle en utilisant des stratégies de communication modernes et des outils de marketing digital. Préparez-vous à découvrir comment attirer et fidéliser vos clients grâce à une communication bien pensée !

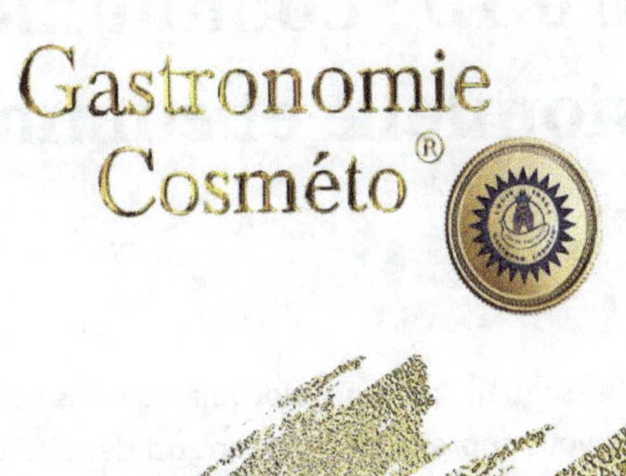

Gastronomie
Cosméto®


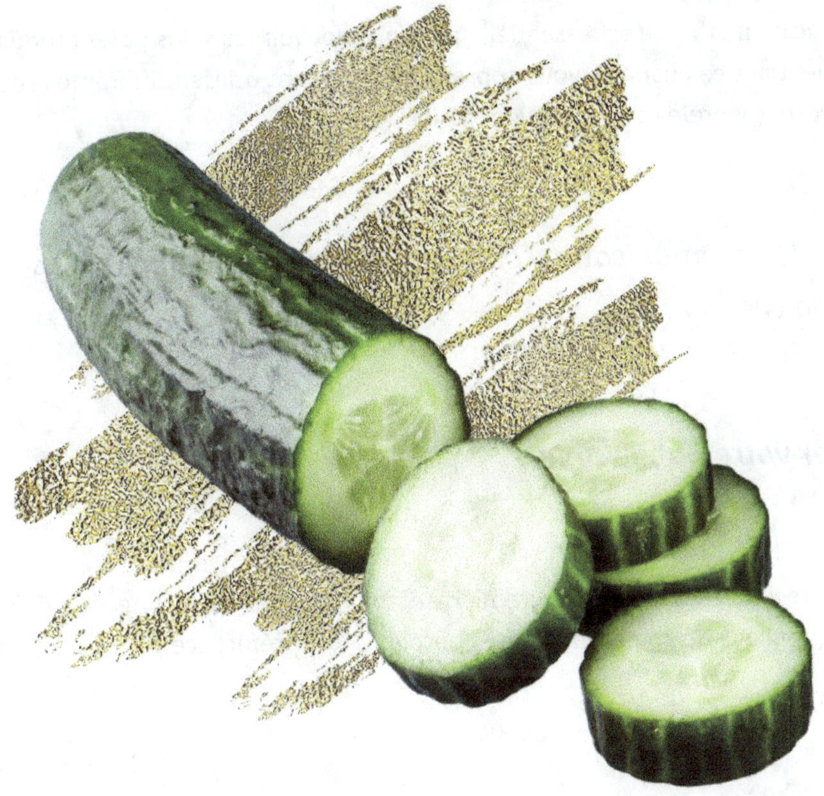

# Chapitre 10 : Communication professionnelle et commerciale

Une communication efficace est essentielle pour promouvoir les soins et les produits naturels auprès de votre clientèle. Dans ce chapitre, vous apprendrez comment utiliser différentes stratégies et outils pour développer votre clientèle et fidéliser vos clients.

*Stratégies de communication pour promouvoir les soins et les produits naturels auprès de la clientèle*

## 1. Identifier votre public cible

Connaître votre public cible est la première étape pour élaborer une stratégie de communication efficace. Cela implique de comprendre leurs besoins, leurs préférences et leurs motivations.

**Étapes** :

1. **Segmentation** : Divisez votre clientèle en segments basés sur des critères tels que l'âge, le sexe, les préférences de produits et le comportement d'achat.

2. **Profil de client idéal** : Créez des profils de clients idéaux en fonction des segments identifiés.

## 2. Élaborer un message clair et cohérent

Votre message doit être clair, cohérent et aligné avec les valeurs de votre marque et les attentes de vos clients.

**Conseils** :

1. **Valeurs de la marque** : Mettez en avant les valeurs de votre marque, comme l'utilisation d'ingrédients naturels, l'écoresponsabilité, et le respect de la peau.

2. **Bénéfices produits** : Soulignez les bénéfices spécifiques de vos produits naturels pour la peau et l'environnement.

3. **Appel à l'action** : Encouragez vos clients à essayer vos produits ou à réserver un soin.


## 3. Choisir les canaux de communication adaptés

Utilisez les canaux de communication les plus appropriés pour atteindre efficacement votre public cible.


### Canaux de communication :

1. **Site web** : Créez un site web attractif et informatif pour présenter vos produits et services.

2. **Réseaux sociaux** : Utilisez les réseaux sociaux comme Instagram, Facebook et Pinterest pour partager des contenus visuels attrayants et interagir avec votre communauté.

3. **Email marketing** : Envoyez des newsletters régulières pour informer vos clients des nouveautés, des promotions et des conseils beauté.

4. **Publicité en ligne** : Utilisez des annonces payantes sur les réseaux sociaux et les moteurs de recherche pour atteindre un public plus large.

5 . **Média : Il est important de prendre le temps de contacter les journalistes, en les invitant**

**à découvrir un nouveau soin par exemple, est une clé de voûte indispensable à votre réussite !**


### Utilisation des réseaux sociaux et du marketing digital pour développer sa clientèle

**1. Créer du contenu engageant**

Le contenu est roi sur les réseaux sociaux. Créez des publications qui attirent l'attention et incitent à l'engagement.

**Types de contenu :**

1. **Photos et vidéos** : Partagez des photos et vidéos de vos produits, des coulisses de votre institut, et des démonstrations de soins.

2. **Tutos et conseils** : Publiez des tutoriels et des conseils beauté pour éduquer votre audience et montrer votre expertise.

3. **Témoignages clients** : Partagez des témoignages et avis de vos clients satisfaits pour renforcer la confiance.

4. **Événements** : Annoncez des événements spéciaux, des ateliers et des promotions exclusives.

## 2. Interagir avec votre communauté

L'interaction est essentielle pour construire une communauté fidèle et engagée.

**Conseils :**

1. **Réponses aux commentaires** : Répondez rapidement et de manière personnalisée aux commentaires et messages privés.

2. **Sondages et questions** : Utilisez des sondages et des questions pour engager votre audience et obtenir des retours.

3. **Concours** : Organisez des concours pour encourager l'engagement et augmenter votre visibilité.

## 3. Analyser les performances

Utilisez les outils d'analyse des réseaux sociaux pour suivre les performances de vos publications et ajuster votre stratégie.

## Indicateurs clés :

1. **Taux d'engagement** : Mesurez le nombre de likes, commentaires, partages et clics sur vos publications.

2. *Portée et impressions* : Évaluez combien de personnes voient vos publications.

3. **Conversions** : Suivez les actions prises par les utilisateurs, comme les visites sur votre site web, les inscriptions à la newsletter et les achats.

**Exercices pratiques** : Rédaction de messages promotionnels et création de visuels attractifs

## Activité 1 : *Rédaction de messages promotionnels*

**Objectif** : Créer des messages promotionnels clairs et convaincants pour attirer l'attention de vos clients.

**Étapes** :

1. **Titre accrocheur** : Créez un titre qui capte immédiatement l'attention (ex. : "Découvrez notre nouvelle gamme de soins naturels !").

2. **Description concise** : Décrivez brièvement les avantages de vos produits ou services.

3. **Appel à l'action** : Encouragez les clients à agir (ex. : "Réservez maintenant", "Essayez gratuitement").

**Exemple** :

- **Titre** : "Nouveauté ! Soins du visage à base de fruits exotiques"

- **Description** : "Offrez à votre peau les bienfaits des fruits exotiques avec notre nouvelle gamme de soins. Hydrate, nourrit et revitalise votre teint naturellement."

- **Appel à l'action** : "Réservez votre séance aujourd'hui et profitez de 10% de réduction sur votre premier soin."

## Activité 2 : *Création de visuels attractifs*

**Objectif** : Créer des visuels attractifs pour vos réseaux sociaux et votre site web.

**Étapes :**

1. **Choix des images** : Sélectionnez des images de haute qualité qui représentent bien vos produits et votre institut.

2. **Utilisation des couleurs** : Utilisez des couleurs qui reflètent les valeurs de votre marque (naturelles, apaisantes, fraîches).

3. **Texte sur les images** : Ajoutez du texte clair et lisible pour renforcer votre message (ex. : "Promo spéciale", "Nouveau produit").

4. **Cohérence** : Assurez-vous que tous les visuels sont cohérents en termes de style et de ton.


**Exemple :**

- **Image** : Photo d'un masque facial naturel en cours d'application

- **Couleurs** : Tons verts et blancs, or , Terracotta pour évoquer la nature et la pureté

- **Texte** : "Nouveauté ! Masque à l'avocat et au thé vert - Essayez maintenant !"


*Résumé*

La communication professionnelle et commerciale est essentielle pour promouvoir vos soins et produits naturels. En utilisant des stratégies de communication adaptées et en tirant parti des outils de marketing digital, vous pouvez attirer de nouveaux clients et fidéliser votre clientèle existante.

Dans le prochain chapitre, nous explorerons l'introduction à la Gastronomie Cosmétique ®. Vous découvrirez comment utiliser des ingrédients culinaires pour créer des soins gourmands et innovants pour la peau et les cheveux. Préparez-vous à plonger dans un univers où la beauté rencontre la gastronomie !

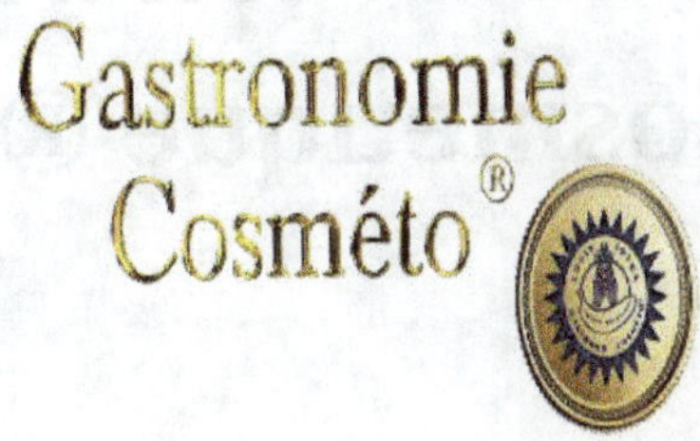

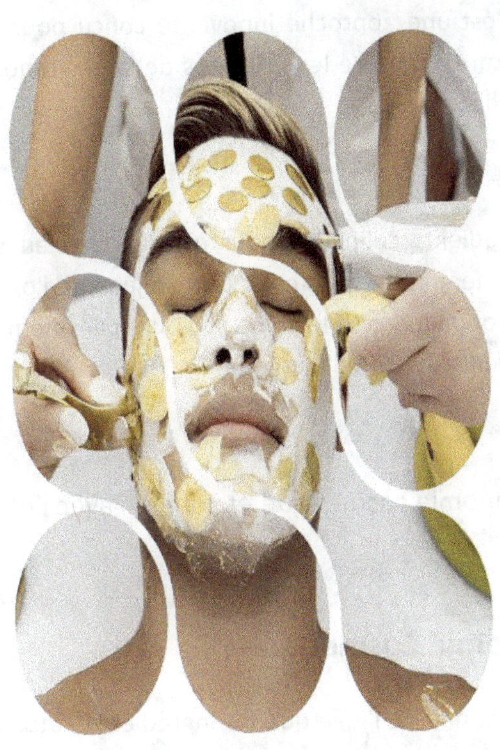

# Chapitre 11 : Introduction à la Gastronomie Cosmétique ®

La Gastronomie Cosmétique ® est une approche innovante conçu pour combattre les radicaux libres source de vieillissement prématuré, combine les principes de la gastronomie et de la cosmétique pour créer des soins gourmands et efficaces.

Cette méthode utilise des ingrédients culinaires pour offrir à la peau et aux cheveux des bienfaits exceptionnels visible immédiatement après le soin, grâce à l'injection d'oxygène sur la peau tout au long du soin. Un soin du visage gastronomique, se termine toujours par une mise en caisson à oxygène, qui procure une expérience de jouvence sensorielle unique.

Concept innovant de la gastronomie cosmétique et son lien avec l'esthétique

## 1. Origines de la Gastronomie Cosmétique ®

La Gastronomie Cosmétique ® est née de l'idée que les ingrédients naturels utilisés en cuisine peuvent aussi être bénéfiques pour la peau et les cheveux. Les nutriments, vitamines et antioxydants présents dans les aliments contribuent à la santé et à la beauté, tout comme ils nourrissent notre corps.

## *2. Principes fondamentaux*

**Naturel et comestible** : Les ingrédients utilisés doivent être naturels et comestibles, garantissant ainsi leur innocuité et leur compatibilité avec la peau.

**Sensorialité** : La Gastronomie Cosmétique® met l'accent sur l'expérience sensorielle, en utilisant des textures, des arômes et des couleurs agréables pour les sens.

**Efficacité** : Les soins offre des bénéfices anti radicaux libre, et sans perturbateur endocrinien donne des visibles et efficaces pour la peau et les cheveux, en utilisant les propriétés intrinsèques des ingrédients culinaires.

*Exploration des ingrédients culinaires utilisés dans les recettes de soins de la peau et des cheveux*

## 1. Fruits et légumes

**Exemples et bienfaits :**

- **Avocat** : Riche en acides gras essentiels et en vitamines, l'avocat hydrate et nourrit la peau en profondeur.

- **Agrumes** : Grâce à leur teneur en vitamine C et en acides citriques, le citron est idéal pour éclaircir le teint et resserrer les pores.

- **Carotte** : Les caroténoïdes présents dans la carotte améliorent l'éclat de la peau et la protègent contre les radicaux libres.

**Recette** : *Masque à l'avocat et au miel*

- **Ingrédients** : 1 avocat mûr, 1 cuillère à soupe de miel

- **Préparation** : Écrasez l'avocat et mélangez-le avec le miel jusqu'à obtenir une pâte homogène.

- **Application** : Appliquez sur le visage et laissez poser 15 minutes avant de rincer à l'eau tiède.

## 2. Huiles et beurres végétaux

**Exemples et bienfaits :**

- **Huile de coco** : Hydrate et adoucit la peau tout en possédant des propriétés antimicrobiennes.

- **Beurre de karité** : Riche en vitamines A et E, il nourrit et régénère la peau en profondeur.

- **Huile d'olive** : Apaisante et anti-inflammatoire, elle convient particulièrement aux peaux sèches et sensibles.

**Recette** : *Baume corporel au beurre de karité et huile de coco*

- **Ingrédients** : 2 cuillères à soupe de beurre de karité, 2 cuillères à soupe d'huile de coco

- **Préparation** : Faites fondre le beurre de karité et l'huile de coco au bain-marie, puis mélangez bien.

- **Application** : Appliquez sur la peau en massant jusqu'à absorption complète.

## 3. Épices et herbes aromatiques

**Exemples et bienfaits :**

- **Curcuma** : Antioxydant et anti-inflammatoire, il aide à apaiser les peaux irritées et à uniformiser le teint.

- **Menthe** : Rafraîchissante et tonifiante, elle convient particulièrement aux peaux grasses et sujettes aux imperfections.

- **Romarin** : Antibactérien et stimulant, il est excellent pour les soins capillaires et pour la peau sujette à l'acné.

**Recette** : *Gommage au sucre et au curcuma*

- **Ingrédients** : 2 cuillères à soupe de sucre, 1 cuillère à café de curcuma, 1 cuillère à soupe d'huile d'olive

- **Préparation** : Mélangez tous les ingrédients jusqu'à obtenir une pâte granuleuse.

- **Application** : Massez doucement sur la peau humide en mouvements circulaires, puis rincez à l'eau tiède.

*Démonstration de recettes simples et gourmandes pour créer des masques et des soins inspirés de la cuisine*

## 1. Masque visage au yaourt et à la fraise

**Ingrédients :**

- 2 fraises

- 1 cuillère à soupe de yaourt nature

- 1 cuillère à café de miel

**Préparation :**

1. Écrasez les fraises et mélangez-les avec le yaourt et le miel jusqu'à obtenir une pâte homogène.

2. Appliquez sur le visage et laissez poser 15 minutes.

3. Rincez à l'eau tiède et admirez votre peau éclatante.

## 2. Masque capillaire à la banane et à l'huile d'argan

**Ingrédients :**

- 1 banane mûre

- 2 cuillères à soupe d'huile d'argan

**Préparation :**

1. Écrasez la banane jusqu'à obtenir une purée lisse.

2. Ajoutez l'huile d'argan et mélangez bien.

3. Appliquez sur les cheveux humides, en insistant sur les pointes.

4. Laissez poser 30 minutes, puis rincez abondamment et lavez vos cheveux avec un shampoing doux.


### 3. Lotion tonique au concombre et à la menthe

**Ingrédients :**

- 1/2 concombre

- Quelques feuilles de menthe fraîche

- 100 ml d'eau


**Préparation :**

1. Mixez le concombre et les feuilles de menthe avec l'eau.

2. Filtrez le mélange pour obtenir une lotion claire.

3. Appliquez sur le visage avec un coton après le nettoyage, pour rafraîchir et tonifier la peau.


### 4. Scrub corporel au café et à l'huile de coco

**Ingrédients :**

- 1/2 tasse de marc de café

- 1/4 tasse d'huile de coco fondue


**Préparation :**

1. Mélangez le marc de café avec l'huile de coco jusqu'à obtenir une texture granuleuse.

2. Sous la douche, appliquez le scrub en mouvements circulaires sur la peau humide.

3. Rincez abondamment et profitez de votre peau douce et revigorée.

## Résumé

La Gastronomie Cosmétique® est une approche innovante qui allie les bienfaits des ingrédients culinaires à la cosmétique pour créer des soins gourmands et efficaces.

En utilisant des ingrédients naturels comme les fruits, les légumes, les huiles végétales et les épices, vous pouvez offrir des soins de beauté à la fois délicieux et bénéfiques pour la peau et les cheveux.

Dans le prochain chapitre, nous aborderons l'utilisation de la cosmétique végétale dans les spas de luxe.

Vous découvrirez comment les spas haut de gamme intègrent des ingrédients naturels dans leurs protocoles de soins exclusifs et comment vous pouvez recréer cette expérience luxueuse à domicile. Préparez-vous à plonger dans un univers de détente et de bien-être végétal !

# Gastronomie Cosméto®

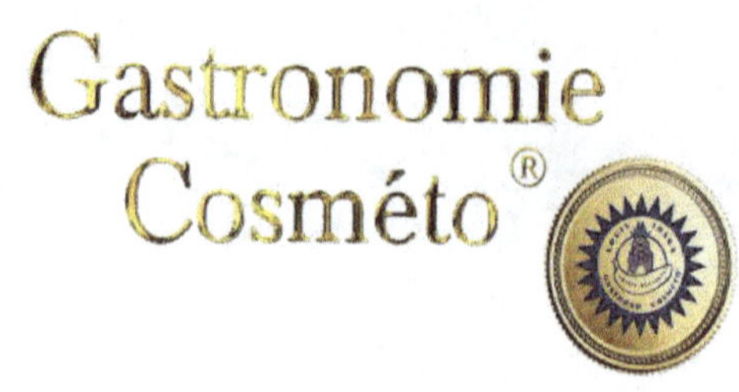

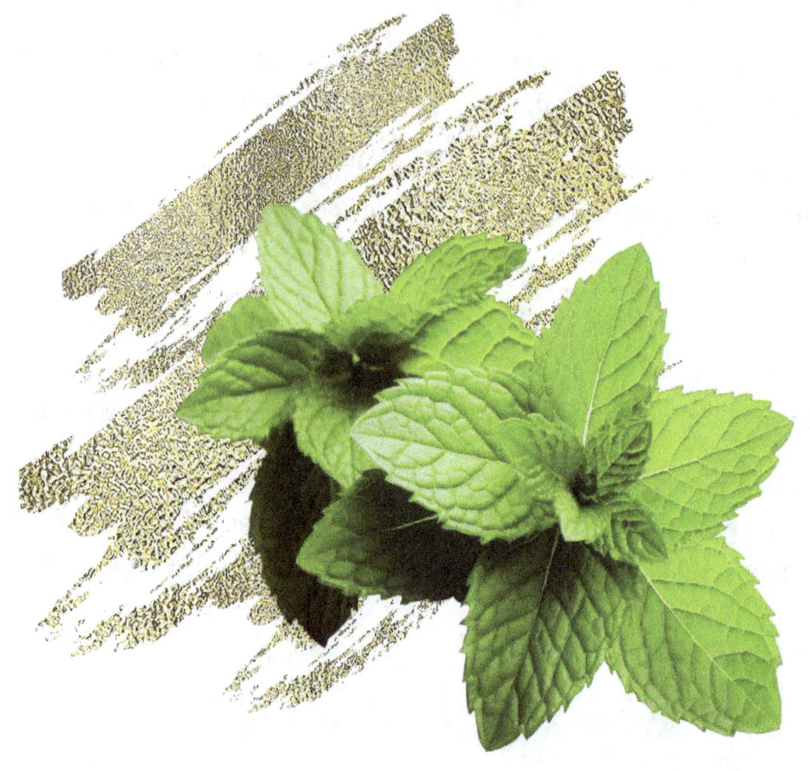

# Chapitre 12 : La cosmétique végétale en Spa de Luxe

Les spas de luxe mettent de plus en plus en avant l'utilisation de produits cosmétiques végétaux. Ces ingrédients naturels, souvent issus de l'agriculture biologique, offrent une expérience de soin à la fois efficace et respectueuse de l'environnement. Dans ce chapitre, nous allons explorer comment ces produits sont utilisés dans les Spas haut de gamme et comment recréer cette expérience à domicile.

*Étude des Spas haut de gamme et de leur utilisation de produits cosmétiques végétaux*

## 1. Importance de la cosmétique végétale en Spa 5 étoiles

**Nature et pureté** : Les spas de luxe privilégient les produits végétaux pour leur pureté et leur richesse en actifs naturels. Ces produits sont sans additifs chimiques, ce qui les rend idéaux pour les soins de la peau et des cheveux.

**Sustainabilité** : L'utilisation de produits naturels et biologiques s'inscrit dans une démarche durable et respectueuse de l'environnement, ce qui est de plus en plus apprécié par les clients.

**Expérience sensorielle** : Les textures, les arômes et les couleurs des produits végétaux contribuent à une expérience sensorielle unique et relaxante.

## 2. Exemples de protocoles de soins exclusifs

### Soin du visage au nectar de fleurs

**Étapes** :

1. **Nettoyage** : Utilisation d'un nettoyant doux à base de camomille et de rose pour éliminer les impuretés.

2. **Exfoliation** : Gommage aux extraits de fleurs de lavande et de calendula pour renouveler la peau.

3. **Masque** : Application d'un masque hydratant au miel et aux pétales de rose.

4. **Massage** : Massage facial aux huiles essentielles de jasmin et d'ylang-ylang pour revitaliser la peau.

5. **Hydratation** : Application d'une crème nourrissante à la fleur d'oranger pour sceller l'hydratation.

## Rituel corporel aux agrumes et au thé vert

**Étapes** :

1. **Bain de vapeur** : Préparation de la peau avec un bain de vapeur aux feuilles de thé vert pour ouvrir les pores.

2. **Gommage** : Exfoliation du corps avec un mélange de sucre de canne et d'huile essentielle d'orange.

3. **Enveloppement** : Application d'un enveloppement corporel aux algues et aux extraits d'agrumes pour détoxifier et revitaliser la peau.

4. **Massage** : Massage relaxant avec une huile à base de thé vert et de pamplemousse.

5. **Hydratation** : Hydratation finale avec une lotion corporelle au beurre de cacao et à la vanille.

## 3. Sélection de produits cosmétiques végétaux de qualité

## Critères de sélection :

1. **Origine des ingrédients :** Privilégier les ingrédients issus de l'agriculture biologique et du commerce équitable.

2. **Formulation** : Choisir des produits sans parabènes, silicones, sulfates et autres additifs chimiques.

3. **Efficacité** : Opter pour des produits riches en actifs végétaux, reconnus pour leurs propriétés bienfaisantes pour la peau et les cheveux.

*Marques recommandées :*

1. **Louis Joska** ® : Utilise uniquement des fruits sauvages ® et de l'eau de jouvence 24 k Or.

2. **Weleda** :  Utilise des plantes médicinales cultivées de manière durable.

3. **Dr. Hauschka** : Propose des soins holistiques à base d'ingrédients naturels et biologiques.

4. **Tata Harper** : Offre des produits luxueux fabriqués à la ferme avec des ingrédients 100% naturels.


## Conseils pour recréer l'expérience du spa à domicile avec des produits végétaux de qualité


### 1. Créer une ambiance relaxante

**Préparation de l'espace** : Aménagez une pièce calme, propre et bien aérée. Utilisez des bougies parfumées ou un diffuseur d'huiles essentielles pour créer une ambiance apaisante.

**Musique** : Choisissez une playlist de musique douce ou de sons de la nature pour favoriser la détente.


### 2. Utilisation des produits végétaux

**Bain relaxant** : Préparez un bain avec des sels de bain naturels, des pétales de fleurs et quelques gouttes d'huiles essentielles comme la lavande ou la camomille.

**Soin du visage** : Suivez un protocole de soin du visage en plusieurs étapes, comme le nettoyage, l'exfoliation, le masque, le massage et l'hydratation, en utilisant des produits végétaux adaptés à votre type de peau.

**Massage** : Pratiquez un auto-massage ou demandez à un proche de vous masser en utilisant une huile de massage végétale. Concentrez-vous sur les zones de tension comme les épaules, le dos et les pieds.

## 3. Soins spécifiques

**Cheveux** : Appliquez un masque capillaire à base d'huiles végétales comme l'huile de coco ou d'argan, en laissant poser sous une serviette chaude pour une pénétration optimale des actifs.

**Pieds** : Offrez-vous un bain de pieds aux sels marins et aux huiles essentielles de menthe poivrée, suivi d'un gommage et d'un massage avec une crème riche à base de beurre de karité.

### Résumé

La cosmétique végétale offre une alternative naturelle et luxueuse pour les soins en spa. En utilisant des produits de qualité, riches en actifs naturels, vous pouvez recréer chez vous une expérience digne des meilleurs spas de luxe. En suivant les protocoles et les conseils décrits dans ce chapitre, vous pourrez profiter des bienfaits des soins végétaux pour votre peau, vos cheveux et votre bien-être général.

Dans le prochain chapitre, nous aborderons les stratégies de vente et de communication pour répondre aux attentes élevées des clients en matière de produits naturels. Vous apprendrez comment établir une relation de confiance avec votre clientèle et comment vendre efficacement des produits bio et naturels. Préparez-vous à devenir un expert en communication et en vente dans le domaine de la cosmétique naturelle !

# Gastronomie
# Cosméto®

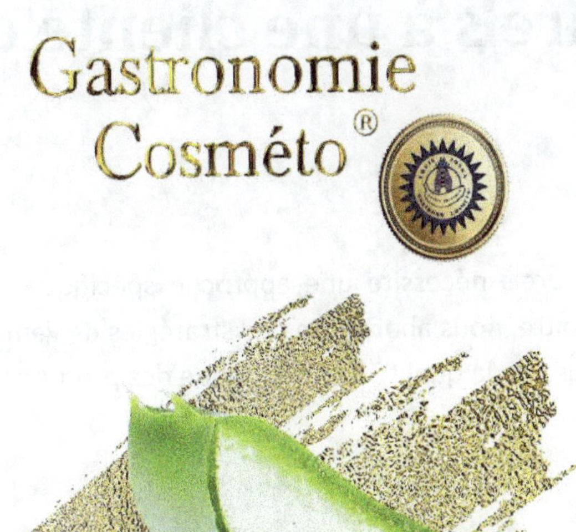

# Chapitre 13 : Comment vendre des produits bio et naturels à une cliente exigeante

Vendre des produits bio et naturels nécessite une approche spécifique pour répondre aux attentes élevées des clients. Dans ce chapitre, nous aborderons les stratégies de vente et de communication pour convaincre une clientèle soucieuse de la qualité et de l'éthique des produits qu'elle achète.

*Stratégies de vente et de communication pour répondre aux attentes élevées des clients en matière de produits naturels*

## 1. Comprendre les motivations des clients

**Santé et bien-être** : Les clients cherchent des produits sans ingrédients nocifs, pour préserver leur santé et celle de leur famille.

**Écologie et éthique** : La protection de l'environnement et le respect des animaux sont des motivations clés pour choisir des produits naturels et biologiques.

**Efficacité :** Les clients exigent des produits qui offrent des résultats visibles et durables, en utilisant des ingrédients naturels.

## 2. Argumenter sur les avantages des produits bio et naturels

**Innocuité** : Mettez en avant l'absence de produits chimiques agressifs comme les parabènes, les sulfates et les silicones.

**Qualité & fraîcheur des ingrédients** : Soulignez la richesse en actifs naturels, comme les vitamines, les antioxydants et les acides gras essentiels.

*Respect de l'environnement* : Insistez sur les pratiques durables de production, comme l'agriculture biologique et les emballages recyclables.

**Privilégiez les produits cosmétiques fabriqués localement** : il est essentiel de soutenir en premier lieu les entreprises et les artisans de votre propre pays.

## 3. Créer une relation de confiance avec les clients

**Transparence** : Soyez honnête sur les ingrédients et les processus de fabrication. Proposez des fiches techniques ou des certificats de qualité.

**Formation** : Formez-vous et votre équipe sur les spécificités des produits bio et naturels. Montrez-vous compétent et prêt à répondre aux questions des clients.

**Écoute** : Prenez le temps de comprendre les besoins et les attentes de chaque client. Proposez des solutions personnalisées et adaptées.

## Conseils pour établir une relation de confiance avec une clientèle soucieuse de la qualité et de l'éthique des produits

## 1. Offrir des expériences personnalisées du sur mesure

**Diagnostics** : Proposez des diagnostics de peau et de cheveux pour recommander les produits les plus adaptés.

**Échantillons** : Donnez des échantillons pour permettre aux clients de tester les produits avant de les acheter.

**Suivi** : Mettez en place un suivi régulier pour s'assurer de la satisfaction des clients et ajuster les conseils si nécessaire.

## 2. Utiliser des témoignages et des études de cas

**Avis clients :** Affichez les avis positifs de vos clients satisfaits. Les témoignages sont une preuve sociale puissante.

## Études de cas

Partagez des exemples concrets de personnes ayant obtenu de bons résultats grâce à vos produits.

## 3. Mettre en avant les labels et certifications

**Certifications bio ou la certification fruits sauvages** ® : Les labels comme **Ecocert, COSMOS ou USDA Organic** sont des garanties de qualité et de respect des normes biologiques.

**Commerce équitable** : Montrez votre engagement pour des pratiques commerciales éthiques avec des certifications comme **Fair Trade.**

**Éthique animale** : Affichez les labels garantissant que vos produits ne sont pas testés sur les animaux, comme **Cruelty-Free ou Leaping Bunny.**

## Exemples de techniques de vente efficaces et éthiques dans le domaine de la cosmétique bio et naturelle

### 1. Techniques de storytelling

**Histoire de la marque** : Racontez l'histoire de la marque et des fondateurs pour créer une connexion émotionnelle avec les clients.

*Origine des ingrédients* : Parlez des producteurs, des lieux de culture et des méthodes de récolte pour mettre en avant la qualité et l'éthique des produits.

### 2. Événements et ateliers

**Ateliers découverte** : Organisez des ateliers pour faire découvrir les produits et leurs bienfaits. Permettez aux clients de les tester sur place.

**Événements thématiques** : Proposez des événements autour de thèmes spécifiques (soins du visage, cheveux, bien-être) pour attirer et fidéliser la clientèle.

### 3. Utilisation des réseaux sociaux et du marketing digital

**Contenu éducatif** : Publiez des articles, des vidéos et des infographies sur les bienfaits des produits naturels et des ingrédients utilisés.

**Influenceurs** : Collaborez avec des influenceurs dans le domaine de la beauté bio et naturelle pour atteindre un public plus large.

**Engagement communautaire** : Encouragez vos clients à partager leurs expériences et à donner leur avis sur les réseaux sociaux.

### Résumé

Répondre aux attentes des clients en matière de produits bio et naturels nécessite de comprendre leurs motivations, d'offrir des arguments solides sur les avantages des produits, et de créer une relation de confiance basée sur la transparence et la personnalisation.

En utilisant des techniques de storytelling, en organisant des événements et en tirant parti du marketing digital, vous pouvez convaincre et fidéliser une clientèle exigeante et soucieuse de la qualité et de l'éthique des produits qu'elle achète.

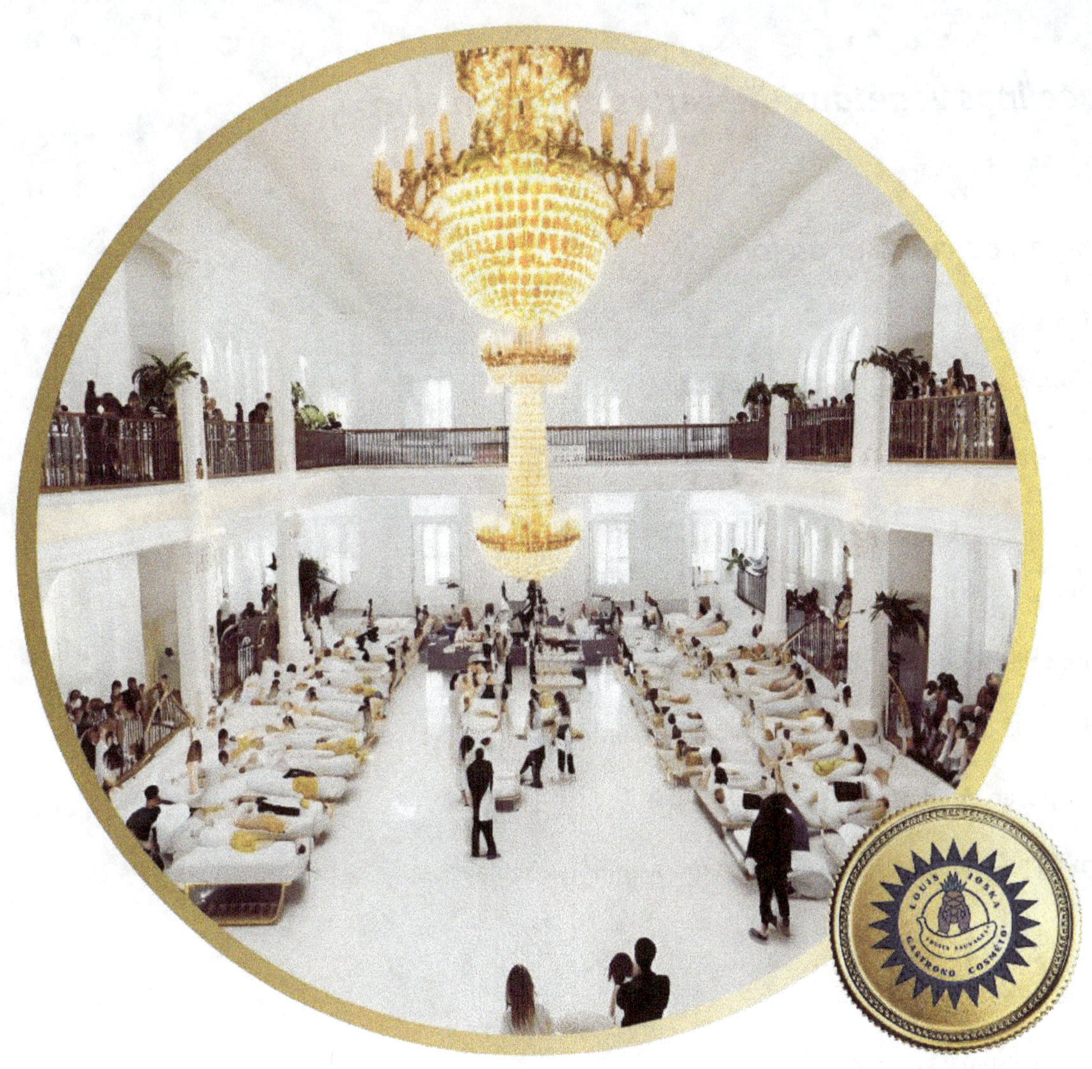

# Bonus : Peelings végétaux - Une révolution ( hors programme officiel)

## Les peelings végétaux - Recettes et précautions

### Peeling au curcuma et au lait

**Ingrédients :**

- 2 cuillères à soupe de poudre de curcuma

- 3 cuillères à soupe de lait

**Instructions :**

1. Mélangez la poudre de curcuma avec le lait jusqu'à obtenir une pâte épaisse.

2. Appliquez la pâte sur le visage en évitant le contour des yeux.

3. Laissez poser **15 minutes.**

4. Rincez à l'eau tiède en effectuant des mouvements circulaires.

**Effets :**

Ce peeling est doux, anti-inflammatoire et éclaire le teint.

### Peeling à l'argile verte et à l'aloe vera

**Ingrédients :**

- 2 cuillères à soupe de poudre d'argile verte

- 2 cuillères à soupe de gel d'aloe vera

- 1 cuillère à soupe d'eau de rose

## Instructions :

1. Mélangez l'argile verte avec le gel d'aloe vera et l'eau de rose.

2. Appliquez la pâte sur le visage.

3. Laissez poser **10-15 minutes**.

4. Rincez à l'eau tiède.

## Effets :

Ce peeling purifie la peau, réduit les imperfections et apporte une hydratation légère.

# Peeling à la poudre de riz et au yaourt ( peeling fort)

### Ingrédients :

- 2 cuillères à soupe de poudre de riz

- 2 cuillères à soupe de yaourt nature

### Instructions :

1. Mélangez la poudre de riz avec le yaourt pour former une pâte.

2. Appliquez sur le visage en évitant les yeux.

3. Laissez poser 10 minutes.

4. Rincez en frottant doucement pour exfolier.

## Effets :

Ce peeling exfolie intensément et peut provoquer un léger pelage de la peau. Évitez l'exposition au soleil après l'application et appliquez une crème hydratante.

## Contre-indications :

Ne pas utiliser sur les peaux sensibles ou irritées. Toujours tester sur une petite zone avant une application complète.

## Conseils pour la Pratique et la Sécurité

### - Consultation de professionnels de santé :

N'oubliez pas de toujours vous et vos clients consulter des professionnels de santé lorsque vous observez des problématiques de peau. Vous représentez toute une profession de la beauté et du bien-être et bien que vous ayez de solides connaissances, vous n'êtes pas encore des médecins ou dermatologues.

Ne jouez pas à l'apprenti sorcier avec votre peau et celle de vos clients.

## Marques et kits de peeling végétal bio

1. Louis Joska ® - *Le Rio lait - pelling végétal*

2. Sanoflore

3. Melvita

4. Avril

5. Centifolia

6. Patyka

7. La Canopée

## Remarque Finale

Les peelings chimiques ne sont pas inclus dans le programme standard du Bac Pro ou du BTS Esthétique Cosmétique.

Mais ils sont très prisés dans les grands instituts et les spas de luxe. Ces traitements doivent être réalisés sous la supervision d'un professionnel expérimenté.

Soyez conscients des avancées dans le domaine et informez-vous, mais attendez d'être formés méticuleusement avant de les pratiquer

Vous êtes maintenant prêt à vendre des produits bio et naturels avec succès et à répondre aux attentes élevées de vos clients.

Profitez de vos connaissances et de votre expertise pour promouvoir des soins respectueux de la santé et de l'environnement.

Ainsi se termine **Le Spa de la Connaissance ®** , votre guide pour maîtriser l'art de la cosmétique naturelle à base de fruits et de végétaux.

Nous espérons que ce manuel vous accompagnera tout au long de votre formation et vous aidera à devenir un professionnel accompli dans le domaine de l'esthétique naturelle.

Merci d'avoir suivi ce voyage à travers la beauté naturelle et les soins végétaux.

Bonne chance dans votre carrière et n'oubliez jamais que la nature a beaucoup à offrir pour la beauté et le bien-être.

Namasté

*L'épidermologue - Louis Joska*

# Gastronomie
# Cosméto ®

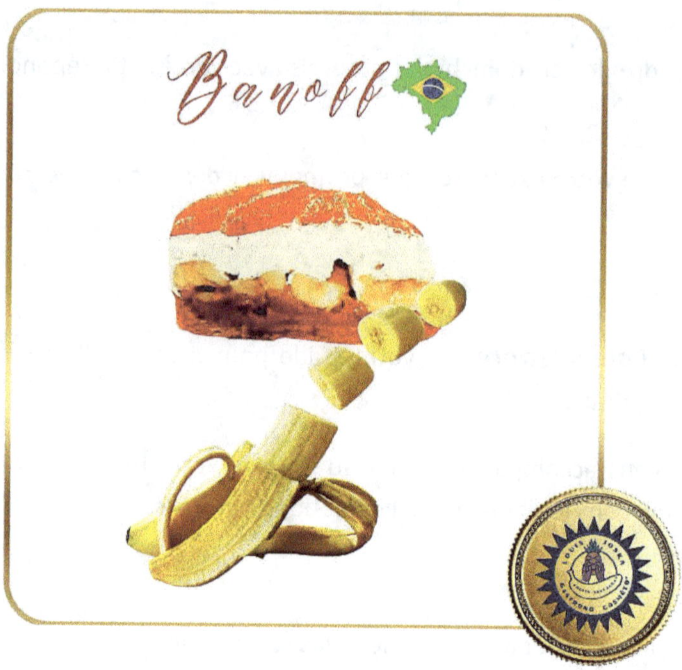

# Gastronomie Cosméto®

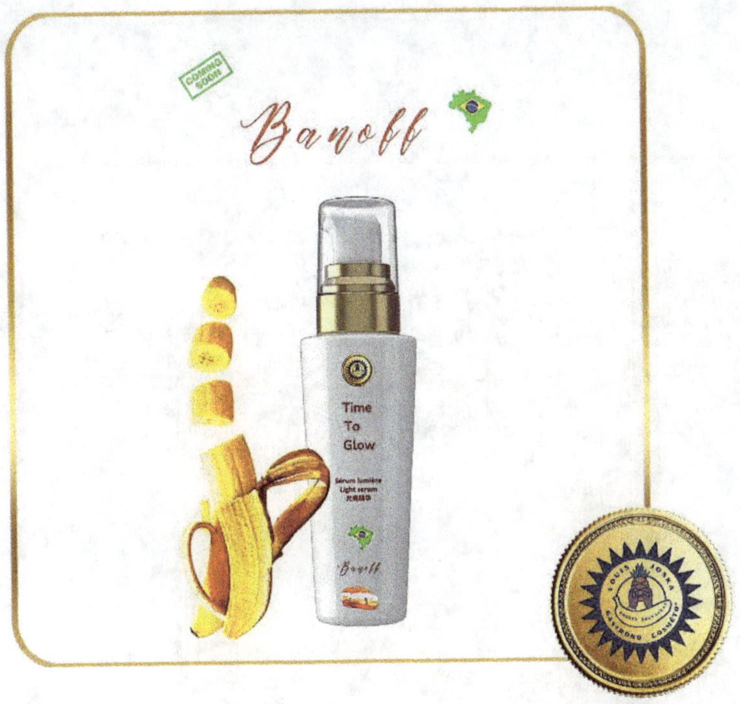

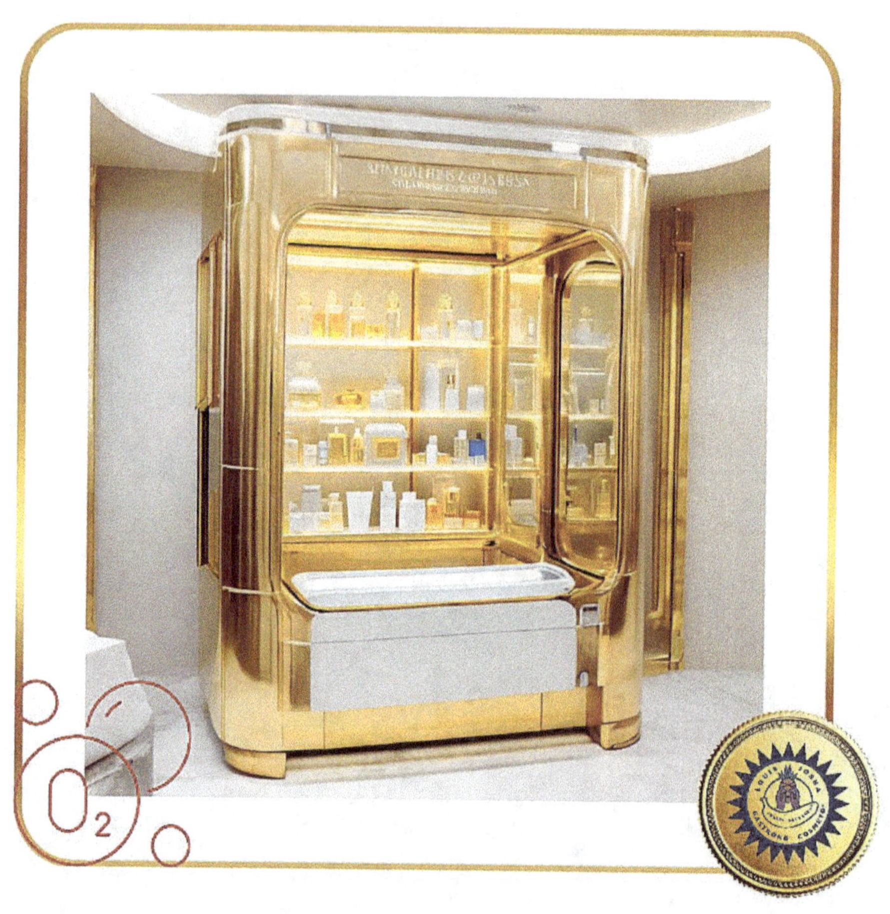

JOUVENCE ROYALE - SOIN DU VISAGE EN CAISSON À OXYGÈNE

ROYAL REJUVENATION - OXYGEN FACIAL TREATMENT

皇家皇家回春 - 氧气面部护理回春 - 氧气面部护理

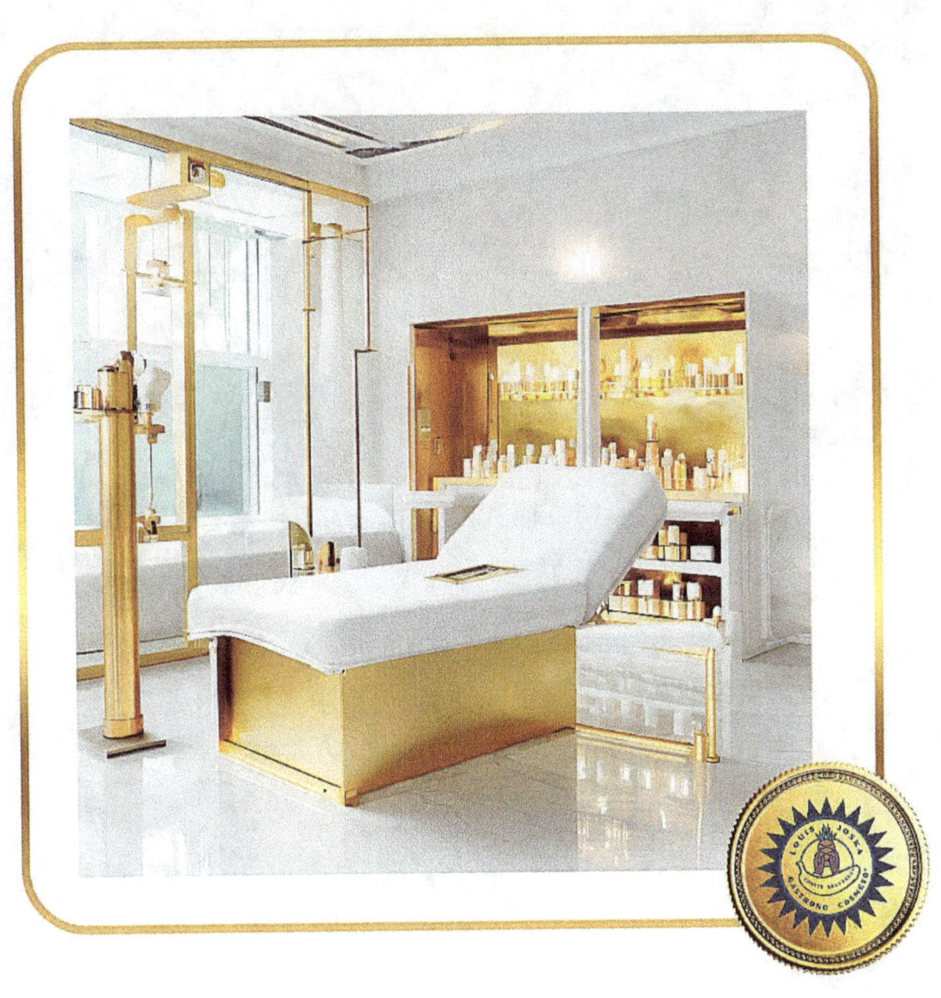

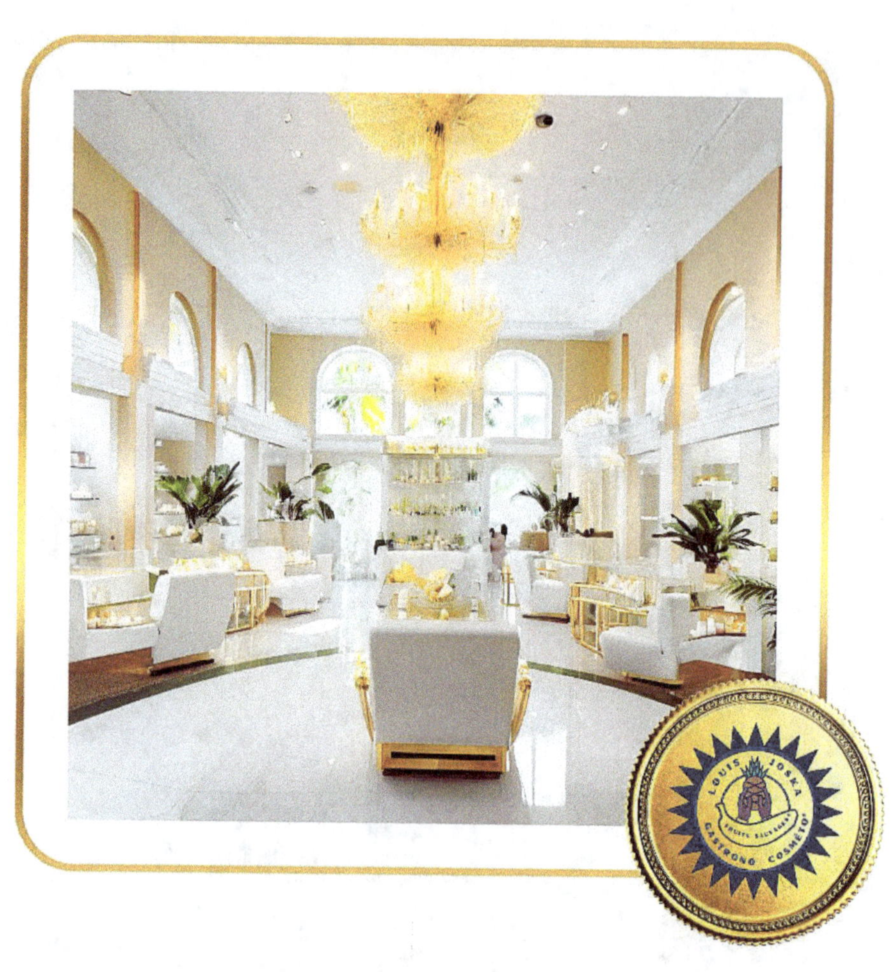

# Gastronomie Cosméto®

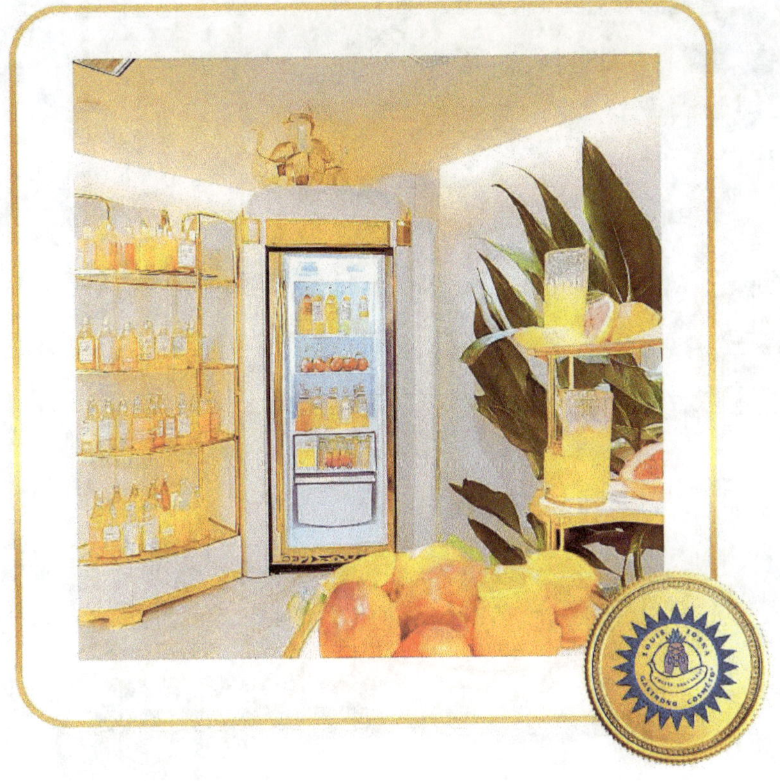

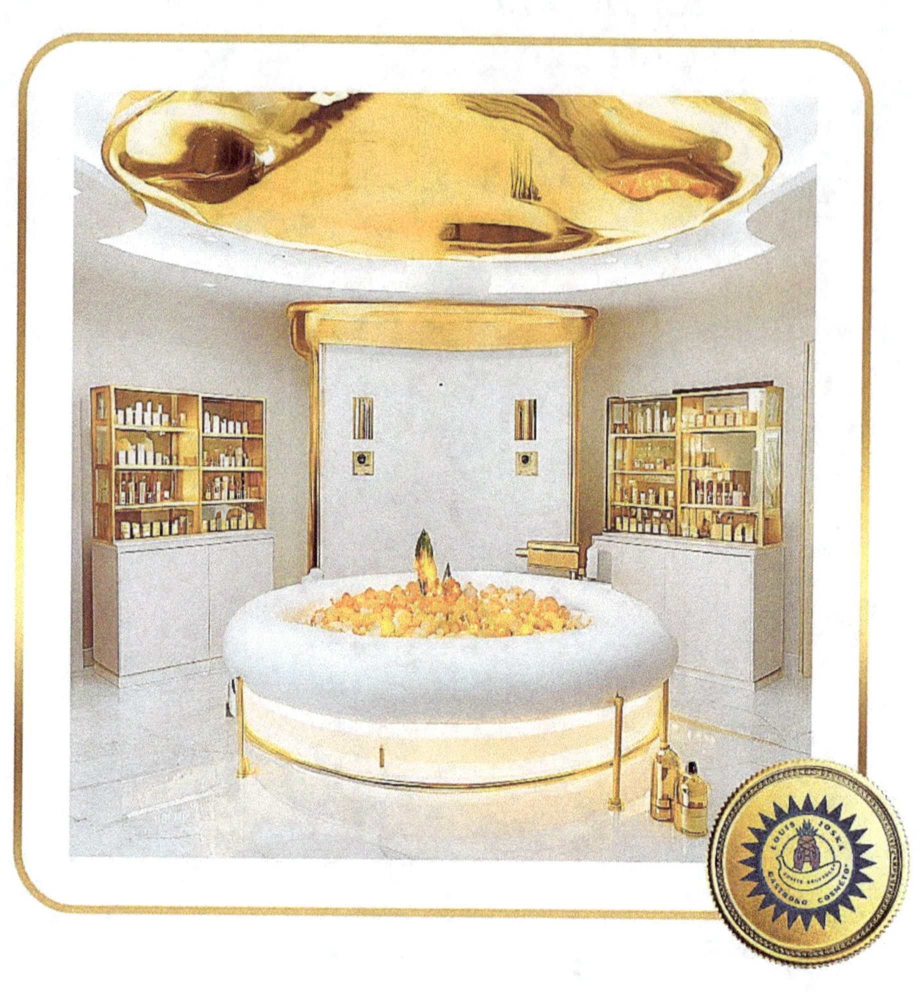

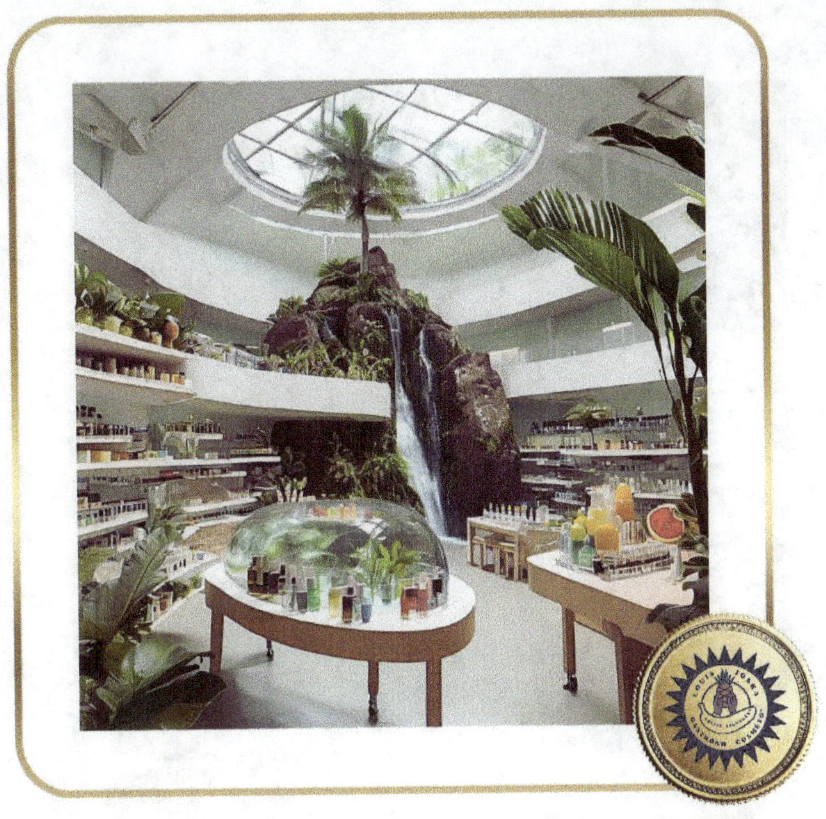


Bureau de création - Louis Joska & Pierre Nathan
Louis Joska & Pierre Nathan - Creative desk
路易斯·约斯卡与皮埃尔 - 内森的创意局

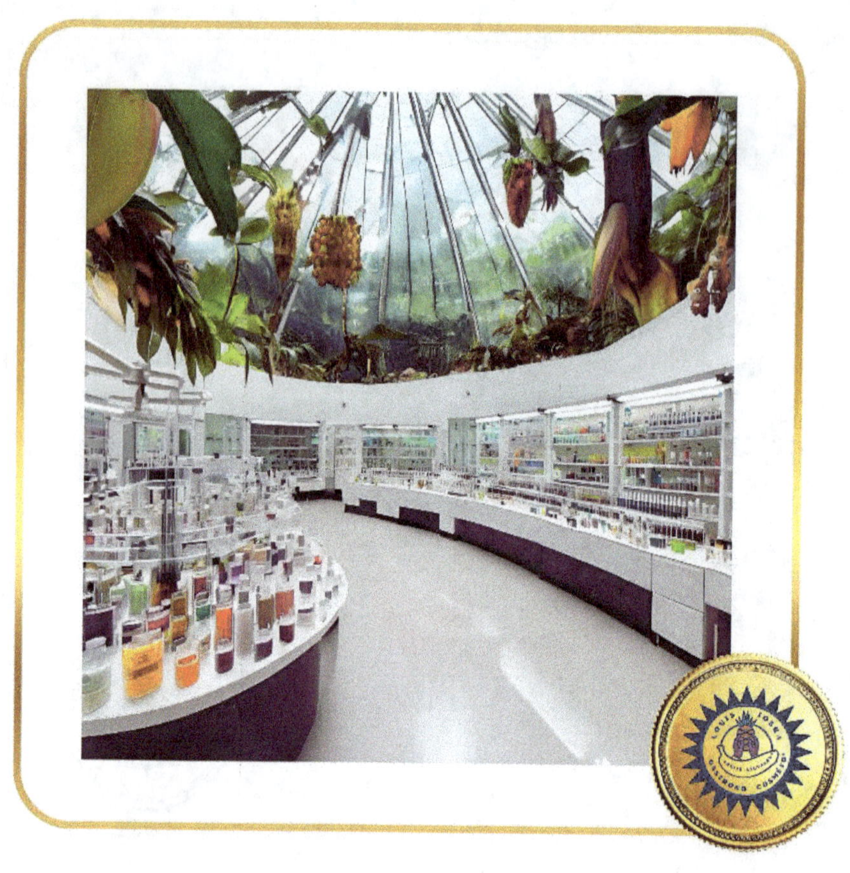

Recherche et développement laboratoires

Research and development laboratories

研发实验室

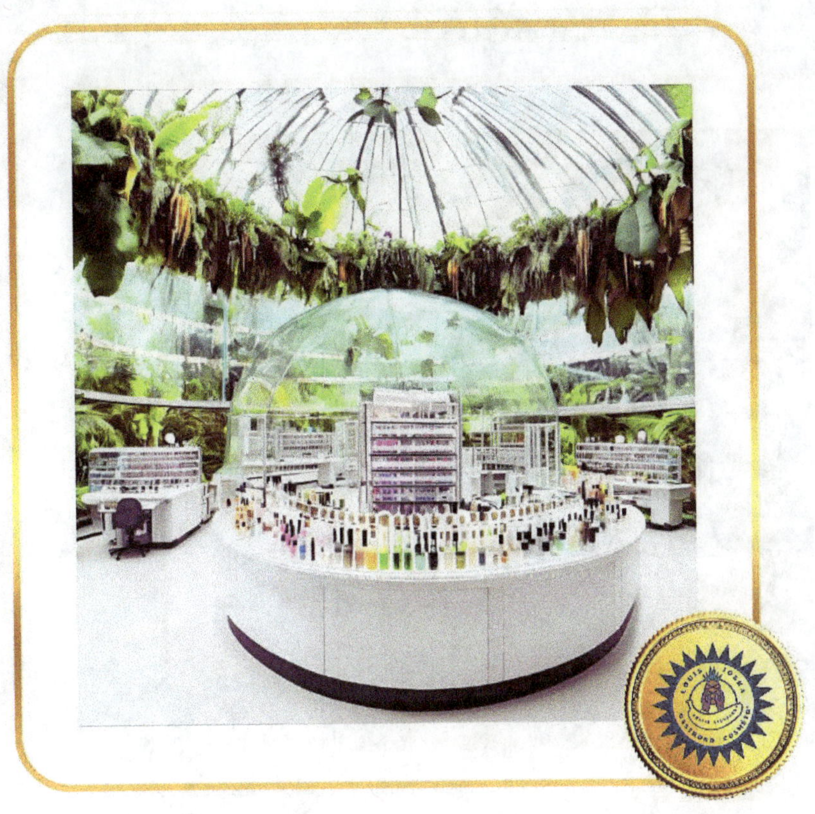

Recherche et développement laboratoires

Research and development laboratories

研发实验室

# Gastronomie Cosméto®

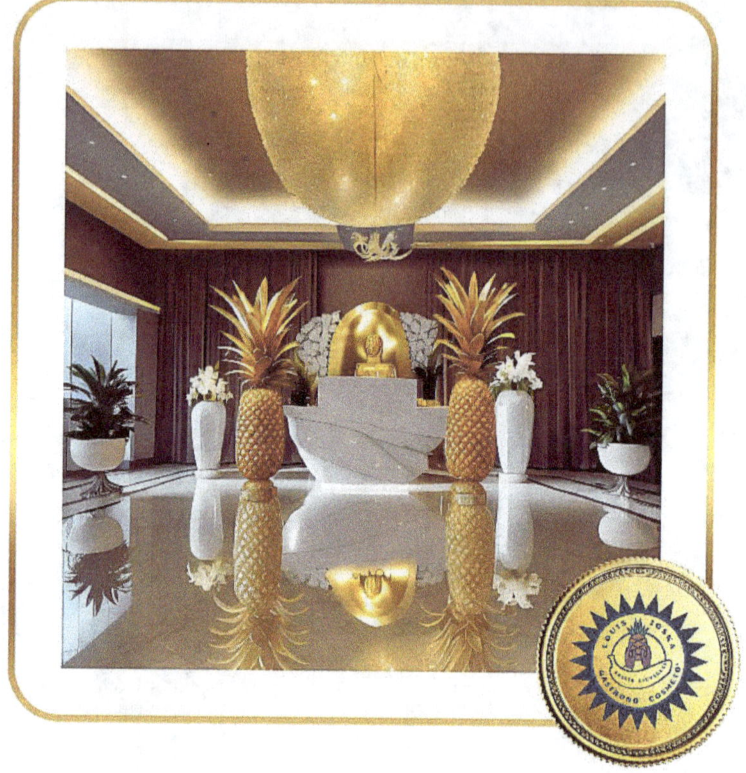

Welcome    Bienvenue    欢迎!

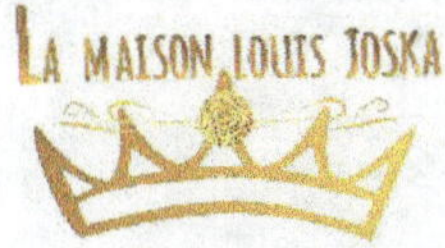

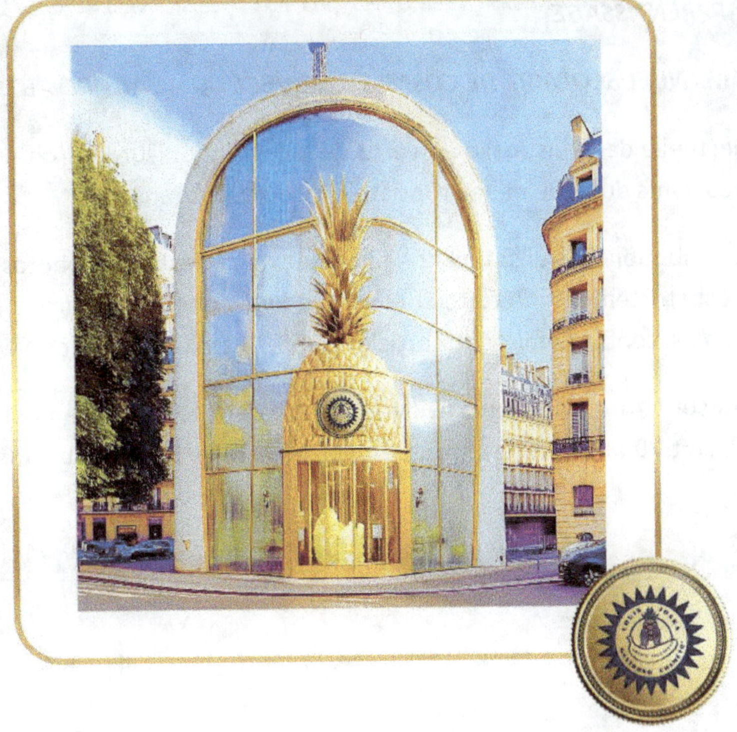


Entrez dans votre bain de jouvence  ®

Welcome into your fountain of youth ®

走进你的青春之泉®